がん診療に携わる人のための

静がん感染症治療戦略

 編著
伊東直哉 静岡県立静岡がんセンター感染症内科
倉井華子 静岡県立静岡がんセンター感染症内科部長

推薦のことば

　がん患者の感染症診療に通じるロジックは，一般的な感染症診療とまったく同じである。一方でがん患者の背景は原疾患の影響，治療の影響，そして加齢や併存する非腫瘍性疾患の影響もあって複雑であり，その結果，発生する感染症も一般感染症とはやや違なる様相を呈することが多い。

　この問題を解きほぐすには，患者の背景を把握して感染症の発生する理由を丹念に読み解きつつ，一般的な感染症診療の経験・知見をふまえながら，がん患者における感染症ならではの特殊性をよく把握して診療を進める必要がある。とはいえ，過去の知見が必ずしも多くない分野である。この過程では必ず臨床上の問いが出てくる。これをいかに調べ，同時にいかに過去の自らの経験をふまえて対応していくかが重要になる。

　この過程で得た知識や経験は，放っておけば個々の医師の記憶の中に消え去っていってしまう。これは，対応する組織としてはきわめてもったいないことである。厳しく言えば，組織の財産として生かされないという点では，大いなる無駄になっているとも言える。組織，この場合は感染症内科が組織として経験・知見を積み重ねて力をつけ，さらに高い診療能力を発揮するには，このような個人の経験を一回性のこととして埋もれさせることなく積み上げていく必要がある。その蓄積は次に来る医師にとって有用であり，その結果，患者に貢献できるはずである。

　そのような思いがあったため，静岡がんセンター感染症内科では得た知見を日報という形で内輪で報告して共有してきた。開始したのが2005年であるから既に膨大な数になっている。これを，現在静岡がんセンターにおいて現役で頑張っている方々を中心に，OG・OBの力を借りてまとめたのが本書である。常に事例に始まり，事例の文脈に寄り添いつつ論を展開する本書の構成を見ると，静岡がんセンター感染症内科で培われた文化がよく表現されていると感じる。各項の整序された記載に現役の医師達の苦労がみてとれるとともに，コラムではOBが自身の対応の経験からの学びを瑞々しくしたためており，この分野の奥の深さ，展開性の広さを感じることができる。

　がん診療の領域で本書がその質の向上に貢献することを願ってやまない。

国立国際医療研究センター病院
国際感染症センター長/国際診療部長（併任）
大曲貴夫

序文

　偉大な先人たちの努力と創意の積み重ねの結果，日本での感染症診療はここ10年で黎明期から全盛期を迎えています．感染症関連の書籍も，現在では多数出版されており，感染症を勉強する者にとって大変勉強しやすい時代になったと思います．しかしながら，「がん感染症」領域の書籍はいまだ多くはなく，がん患者さんが抱える感染症はマニュアルレベルで解決できないことも多いと感じています．

　本書の企画は，「静岡がんセンターにおける感染症コンサルテーションの経験を，全国の感染症に悩むがん治療医，がん患者さんたちに少しでも役立てたい」という思いから始まりました．また，静岡がんセンター感染症内科では担当症例のクリニカルクエスチョンを1日1回，「日報」という科内メーリングリストで共有しており，科の創立から現在までに膨大な情報を蓄積しております．この「日報」を眠らせておくのはもったいないと常々感じておりましたので，いつかまとめて書籍化したいと考えていました．

　本書は，がん治療医の先生方から相談を頂くことが多い症例のクリニカルクエスチョンに応える形で，最新のエビデンスをふまえた我々の感染症プラクティスを紹介しています．編著は単著に比べて，内容の一貫性を保つのが難しいことが指摘されていますが，本書は，執筆者全員が静岡がんセンター感染症内科でトレーニングを受け，感染症診療のロジックに則った診療を行っていますので，単著のような統一性のある仕上がりになりました．また，コラムは現在全国の感染症内科で活躍されている経験豊富なOBの先生方に執筆をお願いし，自身の経験談，症例に対する思いなどをコメントして頂きました．

　がん患者さんと言っても，施設により患者層は大きく異なります．本書は静岡がんセンターの経験に基づくものであり，すべての施設に適応可能ではないプラクティスも含まれることはご承知下さい．

　本書が，全国のがん治療医の先生方の感染症診療の一助となり，感染症で悩むがん患者さんたちに少しでも還元できれば幸いです．

2016年7月　伊東直哉／倉井華子

執筆者一覧

編著者

伊東直哉	静岡県立静岡がんセンター感染症内科
倉井華子	静岡県立静岡がんセンター感染症内科 部長

執筆者(執筆順)

堤　直之	静岡県立静岡がんセンター感染症内科 副医長
森岡慎一郎	北中城若松病院内科
園田　唯	株式会社MEDLEY(メドレー)
冲中敬二	国立がん研究センター東病院総合内科
石井隆弘	静岡県立静岡がんセンター感染症内科
羽田野義郎	健和会大手町病院感染症内科
山内悠子	順天堂大学大学院医学研究科感染制御科学
齋藤　翔	静岡県立静岡がんセンター感染症内科
河村一郎	大阪府立成人病センター感染症内科

コラム執筆者(執筆順)

具　芳明	東北大学病院総合感染症科 講師
上田晃弘	東海大学医学部総合内科
藤田崇宏	国立病院機構北海道がんセンター感染症内科
岸田直樹	感染症コンサルタント 一般社団法人Sapporo Medical Academy
鈴木　純	岐阜県総合医療センター感染症内科 医長
伊藤健太	静岡県立総合病院腎臓内科

目次

総論 感染症診療のロジック

感染症診療のロジック ──────────────── 2

各論 静がん感染症治療戦略

1. 中心静脈カテーテル感染症 ──────── 12
2. 末梢静脈カテーテル感染症 ──────── 22
3. 血液培養陽性でのコンサルト ─────── 31
4. 院内肺炎 ───────────────── 40
5. 治らない肺炎 ───────────── 56
6. ニューモシスチス肺炎 ─────────── 71
7. 胸部異常陰影 ────────────── 87
8. カテーテル関連尿路感染症 ─────── 109
9. 胆管炎 ──────────────── 121
10. 肝膿瘍 ──────────────── 131
11. 表層切開部位の手術部位感染症 ────── 139
12. 臓器・体腔の手術部位感染症 ─────── 151
13. 周術期抗菌薬 ──────────── 163
14. 三次性腹膜炎 ──────────── 174

15	クロストリジウム・ディフィシル感染症	183
16	腫瘍熱	193
17	薬剤熱	203
18	薬剤関連顎骨壊死（MRONJ）	212
19	リンパ浮腫における蜂窩織炎	220
20	Tissue Expander 感染症	229
21	リンパ囊胞感染	236
22	術後髄膜炎	243

| | 索引 | 252 |

総論

感染症診療の
ロジック

総論

感染症診療のロジック

はじめに

　感染症診療を適切に行うためのロジックについては，既に多くの本が出ており，がん患者でも原則は同じである[1,2]。本項では一般的な内容，その後にがん患者での注意点をまとめる。

ロジック総論

①患者背景

　「患者の背景について知る」ことにより推定される感染臓器と微生物がみえてくる。「患者背景」とは何か？　目の前の患者が抱えている感染症リスクをすべて拾うことである。リスクを拾うためには年齢，既往歴，服用中の薬剤・サプリメント，生活歴（居住環境，同居者，職業，喫煙，アルコール摂取量），喫食歴，渡航歴など幅広い情報が必要である。

　38歳女性が発熱で来院した例を挙げる。その患者が1週間前にラオスから帰国したばかりであれば腸チフスやA型肝炎などの輸入感染症の可能性があるかもしれない。家族にインフルエンザ罹患者がいればインフルエンザが想起される。子宮頸がんで手術と化学療法を受けていれば，発熱性好中球減少症，尿路感染症，リンパ嚢胞感染，蜂窩織炎なども想起が必要である。目の前の患者背景が異なれば，我々が想起すべき疾患は大きく変わる。

　原因菌の予想も背景によって異なる。前例の女性が蜂窩織炎を起こした場合で考える。通常A群レンサ球菌や黄色ブドウ球菌感染が原因であるが，この女性に

術後リンパ浮腫があればB群やG群などの非A群レンサ球菌感染症のリスクが上がる。犬を飼っていれば，*Pasteurella*感染症や*Capnocytophaga*感染症が鑑別に挙がる。

②どの臓器の感染症か

　感染臓器を絞ることにより，次に行うべき検査，想定すべき微生物がみえてくる。腎盂腎炎であれば原因菌の多くは大腸菌であり，中心静脈カテーテル関連血流ではコアグラーゼ陰性ブドウ球菌などのグラム陽性球菌が多い。大腸菌とブドウ球菌では選択する抗菌薬が異なる。感染臓器を詰めるために患者背景の整理，病歴聴取，身体診察を丁寧に行う。逆にこれらの過程を行っても感染臓器がはっきりしない場合は，症状所見が乏しい感染症を想起する。カテーテル関連血流感染症，感染性心内膜炎，腎盂腎炎，前立腺炎，肝膿瘍，胆管炎，腸腰筋膿瘍は臓器症状に乏しいことが多い。

③原因菌推定

　患者背景と臓器が判明すれば，推定される微生物はみえてくる。原因菌の想定ではできる限り固有名詞で考える。38歳女性で既往歴のない肺炎であれば，肺炎球菌，マイコプラズマが原因菌として考えられるが，HIV感染者であればニューモシスチス肺炎や結核，クリプトコッカスなども原因菌として考える必要がある。若年でも多量飲酒歴があれば，誤嚥性肺炎や肺膿瘍もありうる。培養検査は重要な情報であるが，培養で陽性となるものがすべて原因菌とは限らない。後の解釈に困らないためにも抗菌薬開始前，培養結果解釈の前に原因菌のリストアップは必ず行っておく。グラム染色は迅速，簡便に行える検査であり，原因菌の絞り込みに役立つ。特にがん患者では推定される原因菌が広いため，グラム染色に頼るところが大きい。

④抗菌薬

　原因菌が判明したら，抗菌薬を最適化させる。抗菌薬は対象となる原因菌に最

も効果の高いもの，副作用の少ないもの，可能な限り狭域のものを選択する。狭域抗菌薬への変更により耐性菌発現のリスクを低減できる。がん患者は感染症のリスクが高く，耐性菌を獲得した場合は再治療時の治療選択に難渋する。治療期間については過去の経験からおおよその目安が決まっており，成書と患者の病態とを見ながら判断する。

⑤適切な経過観察

各感染症の経過の自然経過，「どのような過程を経て良くなっていくか」を知っておく。腎盂腎炎であれば効果のある抗菌薬を使用していても解熱までに2〜3日を要する。膿瘍であればドレナージがなされない限りさらに時間がかかる。またフォローの際は「臓器特異的指標」で評価する。たとえば肺炎の場合，呼吸数，酸素化能（血液ガス分析など）を用いる。

がん患者における感染症のロジック

がん患者であっても感染症診療の考え方は同じである。ただしがん患者は多種多様な集団であり，手術後再発なく4〜5年経過した元気な患者から，苦痛緩和のため鎮静薬を使用している患者もいる。患者背景の理解，感染臓器，原因菌の推定は非がん患者に比べ複雑である。

①患者背景の整理

がん患者で抑えておくべきポイントは3つある。

(1) がんの種類，解剖学的変化

肺がんがあれば肺炎，胆管がんは胆管炎，子宮体がんは腫瘍内膿瘍と，がんのあるところに感染症は発症しやすい。腫瘍によって管腔の閉塞が起こることにより感染症が発生する（例：閉塞性腎盂腎炎）。手術によって解剖学的構造が変化して発症する感染症も多い。婦人科がんなど骨盤内の侵襲度の高い手術ではリンパ嚢胞が形成され，リンパ嚢胞感染が発生しやすい。術後のリンパ浮腫に伴う蜂窩

織炎のリスクも高くなる。がんの種類，転移巣，解剖学的構造の変化の理解は感染臓器推定に役立つ。

(2) デバイスの整理

すべてのデバイスは感染症のリスクとなる。がん患者では様々なデバイスが入っていることが多い。中心静脈カテーテル，末梢静脈カテーテル，尿道カテーテル，創部ドレーン，気管カニューレ，経鼻胃管チューブなど挿入されているすべてのデバイスは列挙する。乳房再建のためのインプラント，脳室−腹腔シャント，人工関節など体表からはわかりにくいデバイスもある。

(3) 免疫不全の評価

免疫不全は「好中球数減少」「細胞性免疫不全」「液性免疫不全」にわけて整理をする。原因となる疾患や医療行為については学ぶ必要がある[3, 4]。免疫不全の種類により想定すべき原因菌が異なり，疾患の進行スピードも異なる。好中球数減少では数時間の単位で進行することもあるため，早い対応が必要である。がん患者では複数の免疫不全がオーバーラップすることも多い。化学療法中の発熱をみた場合，好中球数減少に目が向く。ただ化学療法とともにステロイドも副作用軽減目的に用いられることも多い。化学療法歴が長い患者では時にプレドニゾロン換算で数千mgを超える場合も目にする。こうした患者では好中球数減少だけではなく，細胞性免疫不全の要素も考える必要がある。

②どの臓器の感染症か

がん患者で感染臓器を詰めるにはコツがある。

(1) がん患者では静脈カテーテル関連血流感染症や肝膿瘍，腫瘍内膿瘍など臓器症状に乏しい感染症も多い。疑うポイントは「がんのあるところ，デバイスのあるところには感染症が隠れている」と思って診療すること，血液培養を採取することである。

(2) 免疫不全患者は肺炎のように臓器特有の症状が出るはずの感染症でも症状所見が乏しいことがある。特に好中球数減少時はその傾向が強い。好中球数が少ない場合，膿性痰や咳嗽といった症状が現れにくい[5, 6]。見た目の重症度は

重要な所見であるが，免疫不全患者では過小評価は禁物である。好中球数減少時の肺炎は画像や所見に乏しくとも急激に重症化することもある。
(3) 症状緩和目的の鎮痛薬やステロイドで症状がマスクされる。症状が現れにくいと思うこと，患者背景からリスクのある感染臓器に目を凝らすことが発見のコツである。

③原因菌推定

　がん患者においても，感染臓器がわかれば原因菌も推定できる。市中肺炎で肺炎球菌は常に原因菌の上位であるように，がん患者でも肺炎球菌は肺炎で多い原因菌である。"Common is common"の考えを忘れない。

　次に耐性菌のカバーをどこまで広げるかが問題となる。多くのがん患者は何らかの医療曝露を受けている。MRSAや多剤耐性緑膿菌といった耐性菌を意識した広域抗菌薬を使用するかは常に判断に迷う。耐性菌のリスクについては数多くの報告があり，正確な予測は難しい。過去の培養結果やlocal factor（施設／地域の耐性菌検出率）は重要な判断材料となる。また想定している感染症の自然経過から，培養結果がそろうまで抗菌薬投与を待てるかどうかも考える。状態が落ち着いており，今後の抗菌薬投与期間が長いと考える感染症（肝膿瘍や脳膿瘍などの膿瘍系や骨髄炎）であれば培養結果がそろうまで抗菌薬投与を待ってもよいだろう。狭域抗菌薬で開始し，結果をみて広域抗菌薬への変更追加を行ってもよいだろう。逆に好中球数減少時の緑膿菌肺炎は適正な抗菌薬を使用しなければ，感受性判明時には命を失っている可能性が高い。このような状況においては，耐性菌を疑えば広域抗菌薬または併用療法で開始し，感受性判明後に適正化させればよい。

④抗菌薬

　原因菌が判明したら，抗菌薬を最適化させることはがん患者においても変わらない。胆管がんの患者が胆管炎を繰り返すように，がん患者は一度罹患した感染症を繰り返す可能性が高い。耐性菌を獲得した場合，その後の治療が難渋する。患者と病院全体のためにも，菌名がわかった後のde-escalationは心がけるようにしたい。

⑤適切な経過観察

　ロジックの中で適切な経過観察が最も難しい。がん患者では，抗菌薬開始後に思ったようにデータが改善しないことや発熱を繰り返す症例が多い。ゆえに治療開始の段階で，目の前の感染症の改善のパラメーターを何にするかも考えておく。多くの場合，感染臓器を詰める際の所見がそのまま経過観察のパラメーターに使える。

　改善が得られない，経過中に再増悪した場合に考えることは非がん患者と同じである。自然経過をみているか，別の発熱の原因があるか，ドレナージ不良域があるか，カバーしきれていない微生物があるかいずれかを考える。自分の経験ではドレナージ不良域があるか，別のエピソードが起こっているかが大半を占める。

(1) 自然経過ではないか

　感染症によっては，改善が得られるまでに時間がかかる。がん患者ではリンパ浮腫に伴う蜂窩織炎を経験することが多いが，蜂窩織炎は治療開始から数日は発赤が逆に広がることも多い。また状態が改善し活動度が上がると，局所の所見が悪化することも多い。発熱性好中球減少症では適切な抗菌薬を投与していても，好中球数回復まで解熱が得られない症例も多い。

(2) 別の熱源がないか

　がん患者は感染症，非感染症ともに発熱の鑑別が広い。治療中に悪化した場合，再度鑑別を立て直し，検索を行う。尿路感染症治療中，急に高熱が出たためにベッドサイドに行くと，末梢静脈カテーテル刺入部が赤くなっているといった事例をしばしば経験する。血流感染症，褥瘡，誤嚥性肺炎，尿路感染症，クロストリジウム・ディフィシル感染症は入院中の発熱でよくみられる。感染症以外の原因も多い。腫瘍熱，薬剤熱，偽痛風などは非感染性の原因でよくみられる発熱の原因である。

(3) ドレナージ不良域/デバイスの存在

　腹膜炎，胆管炎，腎盂腎炎，膿瘍の症例ではこの原因が最も多い。閉塞起点がある場合には，ドレナージなしに感染症治療を行うことは困難である。胆管閉塞がある場合，複数回のドレナージを必要とすることも多い。中心静脈カテーテル関連血流感染症や脳室シャント感染症など人工物関連の感染症の場合もデバイス

総論　感染症診療のロジック

自体の抜去が必要となる。

(4) カバーしきれていない微生物

　経験的治療（empiric therapy）で開始した後に，培養検査でカバーしきれていない微生物が判明することが多い。カバーしていなくても，患者の状態が改善していればさらなる抗菌薬の追加は不要である。改善が得られず，ドレナージなどの処置を行っても解熱しない場合，これらの検出菌に対する抗菌薬の追加を検討する。

まとめ

❶ がん患者においても感染症の原則は同じ
❷ 背景の整理→感染臓器と微生物推定→培養採取→empiric therapyの選択→適切な経過観察に従おう
❸ がんのあるところに感染症あり
❹ すべてのデバイスは感染症のリスク
❺ 抗菌薬以外の治療（ドレナージ，デバイス抜去）が最も重要

文献

〈感染症診療の原則，ロジック〉
1） 青木　眞：レジデントのための感染症診療マニュアル 第3版．医学書院，2015．
2） 大曲貴夫：感染症診療のロジック．南山堂，2010．

〈がん患者の感染症診療に役立つ本〉
3） 大曲貴夫 監修：がん患者の感染症診療マニュアル 第2版．南山堂，2012．
4） 大曲貴夫，他編：免疫不全者の呼吸器感染症．南山堂，2011．

〈好中球数減少時は症状が乏しい〉
5） Sickles EA, et al：Clinical presentation of infection in granulocytopenic patients. Arch Intern Med. 1975；135(5)：715-9.
6） Carratalà J, et al：Bacteremic pneumonia in neutropenic patients with cancer：causes, empirical antibiotic therapy, and outcome. Arch Intern Med. 1998；158(8)：868-72.

（倉井華子）

コラム ▶ **半世紀を経てのうれしくない再会**

　私は2005年に静岡がんセンターでの臨床感染症トレーニングを開始し，4年間在籍しました。当時診療した50歳代の男性は印象に残っています。

　この方は中咽頭がんを患い，手術および放射線化学療法が行われました。手術から約1年後，腰部と下肢の疼痛が出現し左腸骨と左脛骨への骨転移が疑われました。左脛骨の生検を行うと膿が流出し，グラム陽性球菌が確認されたため感染症科に連絡が入りました。

　診察すると左脛骨の一部が腫脹し疼痛があります。臨床的に骨髄炎と判断し，黄色ブドウ球菌を想定した治療を開始しました（のちにMSSAと判明）。病理組織診では好中球主体の炎症細胞浸潤を認め，骨髄炎と診断されました。なお，左腸骨の病巣は骨転移と確定診断されました。

　ご本人によると，小学生の頃にコマが左脛骨に当たり緊急手術となったそうです。半年後に骨髄炎を発症し再び手術が行われ，それ以来同部位の腫脹が残ったものの，特に症状はなく過ごされてきました。この経過から約50年前の左脛骨骨髄炎が再発したものと考えられました。黄色ブドウ球菌による骨髄炎はしばしば長期間の経過後に再発します。骨芽細胞に貪食された黄色ブドウ球菌は長期間生存することが可能なためです。青木眞先生もノルマンディー上陸作戦時に罹患した骨髄炎が半世紀後に再発した症例を経験したと著書に記載しています[1]。

　最初に骨髄炎に罹患したのは恐らく1950年代末，国民皆保険制度が実現する前の時代です。この時代にはペニシリン，テトラサイクリン，エリスロマイシンしか発売されていませんでした[2]。今の知識でみれば骨髄炎に対する十分な治療は困難だったでしょう。既往歴を振り返るときにはその時代の医療状況を想像する必要があります。

　この方は自宅で過ごすことを強く希望し，クリンダマイシン内服で骨髄炎治療を継続しました。症状の再燃なく，最終的には原疾患のために亡くなっています。黄色ブドウ球菌と半世紀を経てのうれ

しくない再会でしたが，感染症の診断と治療を確実に行うことで症状緩和の一端を担うことができました．

文　献

1) 青木　眞：レジデントのための感染症診療マニュアル　第3版．医学書院，2015，p851．
2) 新規抗菌薬の開発に向けた6学会提言「耐性菌の現状と抗菌薬開発の必要性を知っていただくために」ファクト・シート［http://www.chemotherapy.or.jp/guideline/souyakusokusin_2.pdf］

（具　芳明）

各論

静がん感染症
治療戦略

各論

1 中心静脈カテーテル感染症

現場からのクリニカルクエスチョン

❶ カテーテル刺入部に所見がなければカテーテル感染は否定してよいですか？
❷ 絶対にカテーテルを抜去しなければならないのですか？
❸ 治療期間が長すぎるのですが，もっと短くなりませんか？

はじめに

　がん患者において中心静脈カテーテル（central venous catheter：CVC）は化学療法および経口摂取困難例の栄養管理目的に留置されていることが多い．特に血液悪性腫瘍患者では固形臓器腫瘍に比較し3.2倍，完全静脈栄養（total parenteral nutrition：TPN）を行っているケースでは4.1倍も感染リスクが高い[1,2]．CVCが留置されているがん患者において，フォーカスのはっきりしない発熱をみたときには，常にカテーテル関連血流感染症（catheter-related blood stream infection：CRBSI）の可能性を考えておく必要がある．

症例：黄色ブドウ球菌による中心静脈カテーテル関連血流感染症

| 症例 | 化学療法目的にCVポートが造設されている直腸がん術後再発で外来化学療法中の70歳男性 |
| 主訴 | 発熱 |

現病歴	来院前日に悪寒・戦慄を伴う38℃の発熱を自覚。来院当日朝も38℃の発熱が持続しており，食事も食べられなくなったため当院救急外来受診。来院当日はFOLFIRI＋BV（レボホリナート＋フルオロウラシル＋イリノテカン＋ベバシズマブ）療法2コース目のDay 11
アレルギー歴	なし
既往歴	高血圧症，直腸がん（1年前に腹腔鏡下低位前方切除術施行）
服用歴	アムロジピン5mg/日
生活歴	喫煙20本/日×30年。1年前から禁煙。飲酒なし
身体所見	身長170cm，体重70kg。意識 JCS 1，GCS E4V4M6。血圧184/80mmHg，脈拍150回/分，整。呼吸数24回/分，体温39.9℃，SpO_2 95%（室内気）。 全身状態はぐったりしている。貧血・黄疸・点状出血なし。咽頭発赤なし。心音S1→S2→S3（−）→S4（−），心雑音なし。肺音は両側で肺胞呼吸音低下，crackles wheeze 聴取せず。腹部平坦，軟，圧痛なし，肝叩打痛なし，Murphy徴候なし。直腸診圧痛なし，前立腺は弾性軟で圧痛なし。脊柱叩打痛なし，CVA（肋骨脊椎角）叩打痛なし。四肢浮腫なし。右前胸部に留置されたCVポート部に発赤・疼痛なし。四肢末梢に点状出血なし
検査所見	
血液検査	WBC 12,400/μL，Hb 16.7g/dL，Hct 46.6%，Plt $21.3×10^4$/μL，AST 60U/L，ALT 70U/L，LDH 300U/L，ALP 400U/L，BUN 15.0mg/dL，Cr 0.6mg/dL，Na 135mEq/L，K 4.4mEq/L，Cl 98mEq/L，CRP 19.0mg/dL
尿検査	糖（−），蛋白（−），潜血（−），WBC 1-4/HPF，菌なし
胸部単純X線写真	肺野に浸潤影なし

この症例をどう考えるか

　本症例ではCVポートが留置されている以外に症状・所見に乏しい。しかし，それゆえにCRBSIをまず疑うべきである。CRBSIの典型例ではカテーテル刺入部

位の発赤や膿性分泌物，圧痛といった局所の炎症所見がみられることがあるが，なくても否定はできない。Safdarらの研究ではCRBSI診断においてCVC留置患者における何らかの局所炎症所見の感度は0〜3％，特異度は94〜98％と報告しており[3]，ないことが多いがあれば診断に有用と考えられる。また本症例ではICU外での敗血症の新定義であるqSOFAスコア（収縮期血圧100mmHg以下，呼吸数22回/分以上，GCS 15未満，各1点，2点以上）を満たし，悪寒・戦慄から菌血症の存在も疑われる。戦慄は悪寒がない患者と比べた場合，菌血症のリスクが12.1倍高くなるため[4]，必ず問診しておく必要がある。いずれにせよ血液培養をCVポートと末梢静脈から2セット以上採取した上で早急な対処が必要である。

診断と経過

来院当日，CVポート部と末梢静脈カテーテルからの血液培養を採取した上で，CRBSI疑いとしてバンコマイシン15mg/kg 12時間ごとと，セフェピム1g 8時間ごとを併用で開始した。入院翌日，すべての血液培養ボトルからグラム陽性球

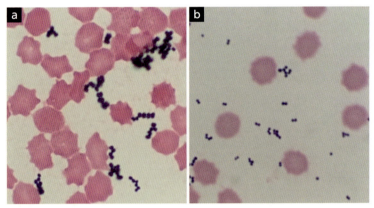

図1：血液培養のグラム染色（a：好気ボトル，b：嫌気ボトル）
ともにブドウの房状のグラム陽性球菌を認める。黄色ブドウ球菌の場合は好気ボトルで1つの粒が大きく，房を形成する傾向が強く立体的に見える特徴がある。一方で嫌気ボトルでは粒が小さく，密集せずバラバラで平面的に見える。コアグラーゼ陰性ブドウ球菌（CNS）ではこういった特徴はなく，好気・嫌気ボトルともに粒が小さく，密集せずバラバラで平面的に見える[9, 10]。

菌が陽性となった（図1）。CVポート部からの血液培養が末梢静脈よりも5時間早く陽性となったため、CVポートのCRBSIと確定診断した。CVポートを抜去し、セフェピムは中止とした。入院2日目には解熱し、入院3日目にメチシリン感受性黄色ブドウ球菌（methicillin-sensitive *Staphylococcus aureus*：MSSA）と判明したため、セファゾリン1g 6時間ごと投与に変更した。入院4日目に持続菌血症の否定および治療期間の決定目的に血液培養の再検を行ったが、後日陰性が判明した。同日、経胸壁心エコーを実施したが疣贅や弁逆流の所見は認めなかった。血液培養陰性化確認から28日間セファゾリン点滴を継続し、退院とした。

カテーテル関連血流感染症

　CRBSIの多くはカテーテル接続部もしくは輸液に菌が混入するか、刺入部の皮膚から菌が入り込むことによって起こる。原因菌は皮膚からのコアグラーゼ陰性ブドウ球菌（coagulase-negative staphylococci：CNS）、黄色ブドウ球菌などのグラム陽性球菌が多い。また陽性菌に頻度は劣るがグラム陰性桿菌、真菌も原因となる（表1）[5]。グラム陰性桿菌の血流感染症はエンドトキシンなどの影響で重症化しやすく、重篤な患者においてはグラム陰性桿菌のカバーが勧められる。Weinsteinらは菌血症における原因菌別の相対死亡リスクに関して黄色ブドウ球菌：2.18、CNS：1.0、 大腸菌：2.20、そのほかの腸内細菌：4.53、緑膿菌：3.04と報告しており[6]、グラム陰性桿菌

表1 院内血流感染症の原因菌

原因菌	頻度
コアグラーゼ陰性ブドウ球菌	31%
黄色ブドウ球菌	20%
腸球菌	9%
カンジダ	9%
大腸菌	6%
クレブシエラ	5%

（文献5より引用）

の死亡リスクが高い。また免疫不全患者，カテーテルが鼠径部に留置されている患者，特に好中球数減少時においては緑膿菌感染のリスクが高くなる[6]。広域抗菌薬の長期間使用，血液悪性腫瘍，造血幹細胞移植または固形臓器移植後，鼠径部のカテーテル，複数部位でカンジダ属を保菌している場合などのリスクファクターを有する患者に対しては，カンジダ血症も疑うべきである。

診断のポイント

血液培養

米国感染症学会のガイドライン[7]では，以下の①〜④のいずれかが陽性でCRBSIと診断される。

①末梢血の培養と抜去したカテーテルの尖端培養において同一菌が検出される。

②カテーテル血の培養が末梢血の培養よりも2時間以上早く陽性化する。

③2つのカテーテルルーメンから定量培養しコロニー数に3倍以上の差がある。

④カテーテル血と末梢血の定量培養の結果，カテーテル血のコロニー数が3倍以上多い。

定量培養は検査室における負担が大きいため，施行できる医療施設が限られる。そのため現実的には①もしくは②から診断されることが一般的である。なお，通常カテーテル血の培養はコンタミネーションを起こす可能性が高く，カテーテル血単独での培養提出は行うべきではないが，末梢血とセットで提出することはCRBSIの診断においては有用である。②はカテーテルと末梢血の陽性までの時間差（differential time to positivity：DTP）と呼ばれ，Raadらは本法の臨床的有用性について，短期留置型カテーテルで感度81％，特異度92％，長期留置型カテーテルで感度93％，特異度75％であったと報告している[8]。

なお，菌の同定は自動細菌同定装置でされるが，血液培養が陽性になってから検査されるため早くても数日かかってしまう。しかし，血液培養のグラム染色から黄色ブドウ球菌とCNSを簡単に鑑別できる方法が知られている。黄色ブドウ球菌の場合は好気ボトルで1つの粒が大きく，房を形成する傾向が強く，立体的に

見える特徴がある。一方で，嫌気ボトルでは粒が小さく，密集せずバラバラで平面的に見える。CNSではこういった特徴はなく，好気・嫌気ボトルともに粒が小さく，密集せずバラバラで平面的に見える。黄色ブドウ球菌診断の陽性尤度比は11.4であり，陽性であれば黄色ブドウ球菌である可能性が高いと言える[9, 10]。細菌検査室に直接問い合わせれば早い段階で菌が推定できる可能性があるため，積極的に連絡を取り合うとよい。

治療のポイント

カテーテルの抜去が必要か？

米国感染症学会のガイドラインでは短期留置型（2週間未満）・長期留置型（2週間以上）カテーテル・ポートを問わず，原則抜去することが推奨されている[7]。特に黄色ブドウ球菌とカンジダが原因菌の場合は積極的に抜去を行うべきである。Dugdaleらの報告では黄色ブドウ球菌感染においてカテーテルを抜去せずに完治できたのは18％しかなく[11]，またNguyenらはカンジダ感染においてカテーテルを抜去した群の死亡率が21％であるのに比べ，抜去せずに治療した群の死亡率が41％だったとしており[12]，いずれもカテーテルを抜去しないことが予後不良と関連している。

ガイドラインでは長期留置型カテーテル・ポートにおけるCNS，腸球菌，グラム陰性桿菌の治療オプションとして抗菌薬ロック療法が提案されている[7]。しかし，抗菌薬ロック療法が許容されるCNSのカテーテル感染でも，カテーテルを抜去しない場合には抜去した場合に比べ再発が6.6倍高い。またCVCを抜去しない場合の4カ月後の再発率は約35％，CVCを抜去した場合の4カ月後の再発率は約5％と報告されている[13]。実際の現場においては頻回のカテーテル使用が必要で，十分なロック時間を確保できない場合が多い。またカテーテル温存を試みた結果，増悪・再燃・再発し，結果として入院・治療期間が長くなったり，治療失敗に伴って抗がん剤投与スケジュールに影響を与えるリスクもある。そのため当科では原則抜去の方針としている。

> 適切な治療期間は？

　抗菌薬の治療期間は，デバイスの種類と原因菌によって治療期間が異なり（表2，3）[7]，合併症の有無によっても変わってくる（表4）。また抗菌薬の治療期間は，血液培養が陰性化した最初の日を治療開始1日目とする。フォローアップ3〜5日後に持続菌血症の否定のために血液培養採取が推奨される。本症例は黄色ブドウ球菌によるポート感染であるため抜去後4〜6週間の治療が必要であるが，ガイドラインでは以下に該当する症例は，最低14日間まで治療期間の短縮を考慮してもよいと提案されている[7]。

①糖尿病の合併なし
②免疫抑制状態（移植などで全身性ステロイド療法・そのほか免疫抑制薬を使用している症例，好中球数減少症例）なし
③感染したカテーテルを抜去ずみ
④血管内に人工デバイス留置なし

表2 短期留置型CVCの治療期間（カテーテル抜去後から）

コアグラーゼ陰性ブドウ球菌	5〜7日
腸球菌	7〜14日
グラム陰性桿菌	7〜14日
カンジダ属	14日
黄色ブドウ球菌	14日以上

（文献7より引用）

表3 長期留置型CVC・ポートの治療期間（カテーテル抜去後から）

コアグラーゼ陰性ブドウ球菌	10〜14日
黄色ブドウ球菌	4〜6週
腸球菌	7〜14日
グラム陰性桿菌	10〜14日
カンジダ属	14日

（文献7より引用）

表4 合併症がある場合の治療期間

血栓性静脈炎	4〜6週
感染性心内膜炎	4〜6週
骨髄炎	6〜8週

（文献7より引用）

⑤経食道心エコー検査（transesophageal echocardiography：TEE）で心内膜炎なし
⑥超音波検査で化膿性血栓性静脈炎なし
⑦適切な抗菌薬治療開始72時間以内に発熱と菌血症が軽快
⑧臨床的な症状・徴候・関連検査で転移性の感染巣を認めず

しかし，TEEは侵襲的な検査であるためすべての施設では実施できず，また実施されているのも一部の患者に限られるのが現状である。Hollandらの報告では以下の条件がそろえば，陰性的中率（NPV）93～100％で，感染性心内膜炎のリスクが低く，経胸壁心エコー検査（transthoracic echocardiography：TTE）の実施で十分であると報告している[14]。

①永久心臓デバイスがない。
②初回の血液培養から4日以内に陰性化している。
③血液透析患者ではない。
④院内のブドウ球菌血症，感染の二次病変がない。
⑤感染性心内膜炎の臨床的特徴がない。

本症例ではいずれも該当しないためTTEのみの実施とし，最低14日間治療のオプションも考慮された。なお，TTEを実施する際には血栓性静脈炎の合併も併せて評価しておくとよい。

感染症診療のロジック

- 患者背景：直腸がん術後再発，CVポート留置中，化学療法中
- 臓器：CRBSI
- 原因微生物：黄色ブドウ球菌（MSSA）
- 抗菌薬：バンコマイシン→セファゾリンにde-escalation
- 適切な経過観察：
  - 最初の血液培養陽性から3～5日後にフォローアップの血液培養採取
  - 血液培養陰性確認から4～6週間治療

この症例のポイント

❶ CVCが挿入されている患者において，フォーカスのはっきりしない発熱をみたときはCRBSIを考える。
❷ CVCは原則抜去する。

文 献

〈CRBSIのリスク因子〉
1) Mollee P, et al：Catheter-associated bloodstream infection incidence and risk factors in adults with cancer：a prospective cohort study. J Hosp Infect. 2011；78(1)：26-30.
2) Tokars JI, et al：Prospective evaluation of risk factors for bloodstream infection in patients receiving home infusion therapy. Ann Intern Med. 1999；131(5)：340-7.

〈CRBSI診断におけるカテーテル刺入部の局所炎症所見の検査特性〉
3) Safdar N, et al：Inflammation at the insertion site is not predictive of catheter-related bloodstream infection with short-term, noncuffed central venous catheters. Crit Care Med. 2002；30(12)：2632-5.

〈ERを受診した発熱患者の寒気，悪寒，戦慄の菌血症の相対リスク〉
4) Tokuda Y, et al：The degree of chills for risk of bacteremia in acute febrile illness. Am J Med. 2005；118(12)：1417.

〈院内血流感染症の原因菌〉
5) Wisplinghoff H, et al：Nosocomial bloodstream infections in US hospitals：analysis of 24,179 cases from a prospective nationwide surveillance study. Clin Infect Dis. 2004；39(3)：309-17.

〈菌血症と原因菌別の死亡率〉
6) Weinstein MP, et al：The clinical significance of positive blood cultures in the 1990s：a prospective comprehensive evaluation of the microbiology, epidemiology, and outcome of bacteremia and fungemia in adults. Clin Infect Dis. 1997；24(4)：584-602.

〈米国感染症学会の2009年度の血管内カテーテル関連血流感染症の診断と治療に関する実践的臨床ガイドライン〉
7) Mermel LA, et al：Clinical practice guidelines for the diagnosis and management of intravascular catheter-related infection：2009 Update by the Infectious Diseases Society of America. Clin Infect Dis. 2009；49(1)：1-45.

〈DTP〉
8) Raad I, et al:Differential time to positivity:a useful method for diagnosing catheter-related bloodstream infections. Ann Intern Med. 2004;140(1):18-25.

〈血液培養でのグラム陽性球菌の黄色ブドウ球菌とCNSの鑑別方法〉
9) Murdoch DR, et al:Rapid identification of *Staphylococcus aureus* from BacT/ALERT blood culture bottles by direct Gram stain characteristics. J Clin Pathol. 2004;57(2):199-201.
10) Kondo S, et al:Morphological identification of *Staphylococcus* spp. from blood culture bottles based on direct Gram staining. Kansenshogaku Zasshi. 2008;82(6):656-7.

〈黄色ブドウ球菌とカンジダによるカテーテル関連血流感染症におけるカテーテル抜去〉
11) Dugdale DC, et al:*Staphylococcus aureus* bacteremia in patients with Hickman catheters. Am J Med. 1990;89(2):137-41.
12) Nguyen MH, et al:Therapeutic approaches in patients with candidemia. Evaluation in a multicenter, prospective, observational study. Arch Intern Med. 1995;155(22):2429-35.

〈CNSによるカテーテル関連血流感染症の際にカテーテルを温存したときの再発〉
13) Raad I, et al:Management of the catheter in documented catheter-related coagulase-negative staphylococcal bacteremia:remove or retain? Clin Infect Dis. 2009;49(8):1187-94.

〈*S.aureus*菌血症の管理戦略〉
14) Holland TL, et al:Clinical management of *Staphylococcus aureus* bacteremia:a review. JAMA. 2014;312(13):1330-41.

(伊東直哉)

各論

2 末梢静脈カテーテル感染症

現場からのクリニカルクエスチョン

① 末梢静脈カテーテル感染症はどのように診断しますか？
② どんなときにバチルスのカテーテル関連血流感染症を疑いますか？

はじめに

　外科治療や化学療法，がんの進行に伴う摂食障害が理由で，がん患者は末梢静脈カテーテルを留置されることが多い。カテーテル関連血流感染症は中心静脈カテーテルを中心に考えられがちであるが，末梢静脈カテーテルも同様に感染症を生じうる。日々の診察時に末梢静脈カテーテル刺入部を観察することが大切である。

症例：バチルスによる末梢静脈カテーテル関連血流感染症

症例 胃がん術後に末梢静脈カテーテルが留置されている患者
主訴 発熱

現病歴	62歳男性。胃がんにて胃全摘後。術後経過は良好であったが4日目夜間に発熱あり，静脈血の血液培養が2セット採取された。翌朝2セットの血液培養が好気ボトルのみ陽性となった。ボトル内は溶血しており，検鏡ではグラム陽性桿菌を認めた。
アレルギー歴	なし
既往歴	特になし
生活歴	喫煙10本/日×20年。1年前から禁煙。飲酒なし
身体所見	身長165cm，体重58kg。血圧164/60mmHg，脈拍100回/分，整。呼吸数24回/分，体温39.9℃，SpO₂ 95%（室内気）。全身状態はぐったりしている。貧血・黄疸・点状出血なし。咽頭発赤なし。心音S1→S2→S3（−）→S4（−），心雑音なし。肺音は異常なし。腹部平坦，軟，圧痛なし，創部発赤腫脹なし，肝叩打痛なし，Murphy徴候なし。直腸診圧痛なし，前立腺は弾性軟で圧痛なし。脊柱叩打痛なし，CVA（肋骨脊椎角）叩打痛なし。四肢浮腫なし。四肢末梢に点状出血なし。腹腔ドレーン，尿道ドレーンは抜去ずみ。末梢カテーテル留置後に発赤圧痛を認めた。 末梢カテーテル留置後，発赤圧痛を認めた
検査所見	
血液検査	WBC 12,400/μL，Hb 16.7g/dL，Hct 46.6%，Plt 21.3×10⁴/μL，AST 60 IU/L，ALT 70 IU/L，LDH 300U/L，ALP 400U/L，BUN 15.0mg/dL，Cr 0.6mg/dL，Na 135mEq/L，K 4.4mEq/L，Cl 98mEq/L，CRP 11.0mg/dL
尿検査	糖（−），蛋白（−），潜血（−），WBC 1-4/HPF，グラム染色で細菌を認めず
胸部単純X線写真	肺野に浸潤影なし

この症例をどう考えるか

本症例では胃がん術後ではあるが，術後経過は良好であった．創部感染もなさそうである．その他入院患者の感染症で頻度の高い肺炎や尿路感染症を示唆する所見や検査所見もない[1]．また中心静脈カテーテルも確保されていない．末梢静脈カテーテル留置部に発赤と圧痛を認めた．血液培養からはバチルスを示唆するグラム陽性桿菌が2セット中2セット陽性となっている．末梢静脈カテーテル関連血流感染症の症例である．

診断と経過

末梢静脈カテーテルを留置針から輸液ボトルまで全交換を行った．抗菌薬はバンコマイシン1g 12時間ごとをトラフ10〜15を目標に開始した．治療翌日，血液培養からは*Bacillus cereus*と同定され（図1），解熱し状態も改善していった．明らかな合併症を示唆する所見はなかった．バンコマイシンの治療を7日行い終了とした．

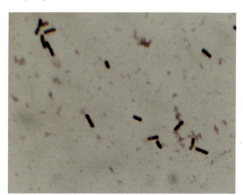

図1 血液培養のグラム染色
グラム陽性桿菌が見られる．一部グラム陰性桿菌様にも見られる部分が存在することがある．また溶血しているため背景に赤血球が見られないのもバチルスの特徴である

末梢静脈カテーテル関連血流感染症

末梢静脈カテーテル関連血流感染症は，中心静脈カテーテル関連血流感染症と同様にカテーテル接続部もしくは輸液に菌が混入するか，刺入部の皮膚から菌が入り込むことによって起こる。原因菌はコアグラーゼ陰性ブドウ球菌（coagulase-negative staphylococci：CNS），黄色ブドウ球菌などのグラム陽性球菌や，グラム陰性桿菌，真菌も原因となる。原因菌としては，黄色ブドウ球菌が中心静脈カテーテル関連血流感染症より多いとする報告もあるが[2]，必ずしも同様の発生率の報告ばかりではない[3]。今後さらなる疫学データが必要と思われる（表1）。

特に黄色ブドウ球菌は，化膿性血栓性静脈炎や椎体炎などの合併症を起こしやすく，外科的処置や治療期間にも関わるので注意を要する。

グラム陰性桿菌が原因となる場合は重症化しやすいと思われ，中心静脈カテーテル関連血流感染症と同様に重篤な患者においてはグラム陰性桿菌のカバーも考慮する[4]。グラム陰性桿菌のカバーのための抗菌薬選択は地域のアンチバイオグラムを参考にする。

本症例のようにバチルスが原因菌になることもある。バチルスは中心静脈カテーテル血流感染症に多いとする報告もある[5]が，末梢静脈カテーテル血流感染症でも原因菌になる。ただしバチルスはコンタミネーションのことが多い。血液培養が複

表1 末梢静脈カテーテル関連血流感染の原因菌

原因菌	頻度[2]	頻度[3]
コアグラーゼ陰性ブドウ球菌	37%	31.6%
黄色ブドウ球菌	33%	15.8%
腸球菌	5.5%	2.6%
カンジダ		13.2%
グラム陰性桿菌	27%	52.6%
複数菌	10%	26.3%

（文献2，3をもとに作成）

数セット陽性である場合や，繰り返し血液培養から陽性になる場合，真の菌血症が示唆される。また1セットのみ陽性でも，発熱があり，その他の感染巣を疑う所見がない場合は，バチルス菌血症として対応することもある。

バチルス菌血症はアミノ酸製剤との関連を示唆する報告[6]も存在し，どのような輸液が使用されているかを，診察時に確認する。リネンが原因となり院内でアウトブレイクした報告[7]も存在するため，感染管理上重要な菌でもある。また夏季に多いとする季節性に関する報告[8]が存在する。特にがん患者では血液悪性腫瘍で重症化することが知られている[9, 10]。

診断のポイント

血液培養

末梢静脈カテーテル関連血流感染症の診断は中心静脈カテーテル関連血流感染症よりも困難である。米国感染症学会のガイドライン[11]である，「静脈血の培養と抜去したカテーテルの尖端培養において同一菌が検出される」は，現時点で実臨床では末梢静脈カテーテル尖端培養が出されることが少ないと思われる。また「カテーテル血の培養が静脈血の培養よりも2時間以上早く陽性化する」については，末梢静脈カテーテルから逆血を採取することが困難であり，血液培養が難しい。

現実的には，血液培養が陽性となり，末梢静脈カテーテル留置部に発赤疼痛などの所見がある場合や，局所の所見がない場合でも，その他の疑わしい感染症が存在しないときに診断することが多い。

治療のポイント

カテーテルの抜去が必要か？

中心静脈カテーテルと同様に原則抜去することが推奨される[11]。

末梢静脈カテーテルの場合は抜去の後，カテーテルのみ新たに差し替え，途中のルートや輸液ボトルをそのまま使用してしまいがちであるが，菌の侵入門戸は

輸液ボトルや途中のルートの接続部のこともあるため，全交換を徹底することが大切である。

ほとんどのバチルス属はバンコマイシン，クリンダマイシン，キノロン，アミノグリコシド，カルバペネムに感性であり，ペニシリン系やセフェム系は耐性のこともある[12]。特に *Bacillus cereus* はカルバペネムを除いたβラクタム系抗菌薬に耐性のことが多い。重症感染症はバンコマイシン，クリンダマイシン，キノロンなどを使用することを勧める報告もある[13]が，第一選択薬はバンコマイシンである。

適切な治療期間は？

基本的には中心静脈カテーテル感染症の治療期間と同様に治療を行う。合併症の有無によっても治療期間が変わることも同じである[11]。経過が思わしくない場合は合併症の検索を検討する。

感染症診療のロジック

- 患者背景：胃がん，胃全摘後
- 臓器：末梢静脈カテーテル関連血流感染症
- 原因微生物：バチルス
- 抗菌薬：バンコマイシン
- 適切な経過観察：
  ・末梢静脈カテーテル抜去後7〜10日

この症例のポイント

❶ 末梢静脈カテーテルが挿入されている患者においても，中心静脈カテーテルが留置されている患者同様，フォーカスのはっきりしない発熱をみたときは末梢静脈カテーテル血流感染症を考える。

❷ 日々の診察時に末梢静脈カテーテル刺入部を確認することが大切である。

❸ 末梢静脈カテーテルは原則抜去が必要である。

文 献

〈院内感染の疫学について〉
1) Weinstein RA:Nosocomial infection update. Emerg Infect Dis. 1998;4(3):416-20.

〈末梢静脈カテーテル関連血流感染症の疫学について〉
2) Pujol M, et al:Clinical epidemiology and outcomes of peripheral venous catheter-related bloodstream infections at a university-affiliated hospital. J Hosp Infect. 2007;67(1):22-9.
3) 佐藤昭裕, 他:末梢静脈カテーテルによる血流感染症の現状. 日本環境感染学会誌. 2015;30(1):1-6.
4) Weinstein MP, et al:The clinical significance of positive blood cultures in the 1990s:a prospective comprehensive evaluation of the microbiology, epidemiology, and outcome of bacteremia and fungemia in adults. Clin Infect Dis. 1997;24(4):584-602.

〈バチルス菌血症の疫学について〉
5) Kassar R, et al:Management of Bacillus bacteremia:the need for catheter removal. Medicine (Baltimore). 2009;88(5):279-83.
6) Kuwahara T, et al:Effects of lipid emulsion and multivitamins on the growth of microorganisms in peripheral parenteral nutrition solutions. Int J Med Sci. 2013;10(9):1079-84.
7) Sasahara T, et al:*Bacillus cereus* bacteremia outbreak due to contaminated hospital linens. Eur J Clin Microbiol Infect Dis. 2011;30(2):219-26.
8) Kato K, et al:Seasonal trend and clinical presentation of *Bacillus cereus* bloodstream infection:association with summer and indwelling catheter. Eur J Clin Microbiol Infect Dis. 2014;33(8):1371-9.
9) Marley EF, et al:Fatal Bacillus cereus meningoencephalitis in an adult with acute myelogenous leukemia. South Med J. 1995;88(9):969-72.
10) Mori T, et al:Successful non-surgical treatment of brain abscess and necrotizing fasciitis caused by *Bacillus cereus*. Intern Med. 2002;41(8):671-3.

〈カテーテル関連血流感染症のガイドライン〉
11) Mermel LA, et al:Clinical practice guidelines for the diagnosis and management of intravascular catheter-related infection:2009 Update by the Infectious Diseases Society of America. Clin Infect Dis. 2009;49(1):1-45.

〈バチルスの薬剤感受性について〉
12) Andrews JM, et al:Susceptibility testing of *Bacillus* species. J Antimicrob Chemother. 2002;49(6):1040-2.
13) Bottone EJ:*Bacillus cereus*, a volatile human pathogen. Clin Microbiol Rev. 2010;23(2):382-98.

(堤 直之)

コラム ▶ **椎体炎**

　私が静がんを離れてすぐの頃に，黄色ブドウ球菌の血流感染の方を拝見し，脊椎の叩打痛で椎体炎が判明したケースがあった。red flag signをきたす腰痛の鑑別診断に含まれる重要な疾患だが，治療期間の設定は毎回悩ましく，長期になってしまうことが多い。

　そんな中，ついに椎体炎の抗菌薬の投与期間に関するランダム化試験の結果が報告された[1]。これによると治療開始後1年目の治癒をアウトカムとして6週間投与群は12週間投与群に対し，非劣性が示された。本研究は2015年IDSAのガイドラインにも引用され，治療期間は6週間と記載された。

　しかし，この結果を一律に適応してよいかまだ自分の中で結論が出せていない。1つは，同号のコメントにも記載があるが，膿瘍の合併率の問題である[2]。Bernardらの文献では膿瘍の合併は18％にみられていたが，自験例では85％で腸腰筋膿瘍や硬膜外膿瘍などを伴っていた。特にドレナージができていない場合，画像的に経過観察をしているとどうしても治療期間が長くなる。

　もう1つはESRである。ESRが低下傾向ではあるものの，そこまで低値ではなく，まだ低下傾向がみられていたりすると，もうしばらく抗菌薬を続けようと思ってしまう。抗菌薬を経静脈治療から内服に変えて外来で経過をフォローし始めると，受診間隔などもあり，治療期間が4〜5カ月になることもあった。

　幸い，再燃というケースはこれまでのところみられてはいないものの，より短期間で治療を終了できるのであればそれに越したことはなく，計6週間の治療が魅力的に見える。追試の結果やまわりの感染症医の動向を探っている状況である。

　　ついたいえん　くすりのやめどき　いつやねん（ちょっと字余り）

文　献

1) Bernard L, et al：Antibiotic treatment for 6 weeks versus 12 weeks in patients with pyogenic vertebral osteomyelitis：an open-label, non-

inferiority, randomized, controlled trial. Lancet. 2015;385(9971): 875-82.
2) Lora-Tamayo J, et al:Shorter treatments for vertebral osteomyelitis. Lancet. 2015;385(9971):836-7.

(上田晃弘)

各論

3 血液培養陽性でのコンサルト

現場からのクリニカルクエスチョン

❶ 真の原因微生物？ それともコンタミネーション？
❷ マネジメント方法は？

はじめに

　血液培養陽性の連絡を受けた際，その血液培養から生えた菌が真の原因微生物なのか，もしくはコンタミネーションなのか判断に苦慮することがある。特に，コアグラーゼ陰性ブドウ球菌（coagulase-negative staphylococci：CNS）やバチルス，コリネバクテリウムといった細菌が生えたときや，血液培養を1セットしか提出していなかったときに悩む傾向がある。

　一般的に，血流感染症をきたすと重症化しやすく，死亡率が高いことが報告されている[1]。その一方で，血液培養からCNSが陽性となった患者に対して抗菌薬を使用しすぎであり，そのことが医療費の高騰や耐性菌の増加に関与しているのではないかという指摘がある[2]。よって，血液培養が陽性になった際は，それが真の原因微生物なのかコンタミネーションなのかを迅速に判断し，必要であれば速やかに治療を開始する必要がある。

症例：CNSによる血液培養コンタミネーション

症例 原発性非小細胞肺がんで，縦隔リンパ節に転移病巣のある60歳男性
主訴 湿性咳嗽，発熱

現病歴	3カ月前より右下葉の肺炎を繰り返しており，1週間前に原発性非小細胞肺がんと診断された。化学療法が予定されていたが，3日前より湿性咳嗽と発熱を認め，右下葉の細菌性肺炎の診断で入院加療となった。入院後はアンピシリン・スルバクタム（ABPC/SBT）の点滴加療が開始され，呼吸状態は改善傾向，解熱傾向であったが，入院時に採取された血液培養2セットのうち1セットよりCNSが陽性となった。
アレルギー歴	なし
既往歴	慢性閉塞性肺疾患
服用歴	なし
生活歴	喫煙30本/日×40年。飲酒 機会飲酒
身体所見	血圧136/78mmHg，脈拍85回/分，整。呼吸数20回/分，体温37.4℃，SpO$_2$ 93%（on 2Lカヌラ）。全身状態はぐったりしており，努力呼吸あり。眼瞼結膜に貧血なし，眼球結膜に黄疸なし，口腔内白苔なし，頸部リンパ節腫大なし，頸動脈怒張なし。心音S1→S2→S3（−）→S4（−），心雑音なし。呼吸音は右下肺野で肺胞呼吸音が低下している，ラ音を聴取せず。腹部平坦，軟，圧痛なし。四肢浮腫なし。中心静脈カテーテルやCVポート留置なし，末梢カテーテル刺入部位に発赤や疼痛なし，四肢末梢に点状出血なし
検査所見	
血液検査	WBC 11,000/μL，Hb 16.0g/dL，Hct 47.0%，Plt 28.3×10^4/μL，AST 17U/L，ALT 15U/L，LDH 250U/L，BUN 18.0mg/dL，Cr 0.9mg/dL，Na 137mEq/L，K 4.5mEq/L，Cl 99mEq/L，CRP 13.4mg/dL
血液培養検査	2セット中1セットがCNS陽性（嫌気ボトル，好気ボトルともに陽性），血液培養が陽性になるまでに要した時間は21時間。もう1セットはまだ培養中であるが，今のところ陰性
胸部単純X線写真	右下肺野に浸潤影あり，両側縦隔リンパ節もしくは肺門部リンパ節の腫大を疑う所見を認める

この症例をどう考えるか

 右下葉の原発性肺がん患者が，肺門部もしくは縦隔リンパ節転移病変により閉塞性肺炎を繰り返していると考えられる。抗菌薬治療により肺炎は改善しているが，入院時の血液培養2セット中1セットでCNSが陽性となった症例である。このCNSが真の原因微生物なのか，コンタミネーションなのかを判断するにあたり，2点考えることがある。

 第一に，肺炎加療のマネジメントとして血液培養を採取した際，CNSの菌血症の合併をどれほど予測していたかが大切である。CNSは閉塞性肺炎の原因微生物としては稀であり，CNSによる肺炎からCNSの菌血症を合併したとは考えにくい。また，皮膚や環境表面に存在するCNSはカテーテル関連血流感染症の原因微生物として最も頻度が高く[3]，菌の侵入門戸としては血管内留置カテーテルが最も考えやすい。しかし，血液培養が採取された入院時には末梢静脈カテーテルを含め血管内留置カテーテルはなく，CNSの菌血症をきたす可能性は低いと推測された。

 第二に，CNSが血液培養から陽性となった場合，82%がコンタミネーションであったという報告がある[1,4]。この疫学的な点に加え，血液培養2セット中1セットのみが陽性となっている点も，この血液培養検査結果がコンタミネーションである可能性を示唆している。

診断と経過

 上記の通り，血液培養から生えたCNSはコンタミネーションである可能性を第一に考えた。また，患者の症状が改善傾向にあることを勘案し，抗CNS薬であるバンコマイシンは開始せず，慎重に経過観察とした。血液培養2セットを追加で採取したが，いずれも陰性であった。

 閉塞性肺炎に対してABPC/SBTの点滴加療を継続し，症状が改善したため，第10病日に退院となった。感染症のコントロールがつき次第，肺がんに対して化学療法を開始する予定である。

診断のポイント

　CNSはカテーテル関連血流感染症の原因微生物の31%を占め，最も頻度が高い[3]。一方で，血液培養から生えた際はその80%以上がコンタミネーションであるとされており[1,4]，真の原因微生物なのかコンタミネーションなのかを判断する際，最も悩ましい菌のひとつである。本症例では，血液培養から生えたCNSをコンタミネーションと判断した。その診断のポイントを下記に示す。

血液培養陽性となった際の，菌種による解釈の違い

　菌種により，血液培養から生えた際の解釈方法が異なる。表1は血液培養から陽性になった際の真の原因微生物，コンタミネーションの割合を示している[1]。コリネバクテリウム，バチルス，CNS，ラクトバチルス，プロピオニバクテリウムはコンタミネーションのことが多い。施設ごとの血液培養コンタミネーション率を調べる際に用いられる文献では，上記の菌が複数セットの血液培養のうち1セットで陽性となった場合はコンタミネーションとみなす，と定義している[5]。

表1　菌種による真の原因微生物とコンタミネーションの割合

微生物	真の原因微生物(%)	コンタミネーション(%)	不明(%)
コアグラーゼ陰性ブドウ球菌	10	82	7
黄色ブドウ球菌	93	1	6
肺炎球菌	100	0	0
コリネバクテリウム	8	88	3
大腸菌	97	1	2
緑膿菌	96	4	0
ペプトストレプトコッカス	38	31	31
カンジダ アルビカンス	98	0	2
その他のカンジダ属	100	0	0

（文献1より引用）

一方，黄色ブドウ球菌，肺炎球菌，β溶血性レンサ球菌，多くのグラム陰性桿菌，カンジダなどの真菌，マイコバクテリウムは，血液培養で陽性となれば真の原因微生物と考え，速やかに治療を開始する必要がある。2セット中1セットのみが陽性だからといって，コンタミネーションかどうかと悩んでいてはいけない。

血液培養陽性となったセット数

　上記にコンタミネーションをきたしやすい菌種を示した。血液培養2セット中1セットが陽性であれば，コンタミネーションのことが多い。しかし，これらの菌種であっても2セット中2セットが陽性となれば，真の原因微生物であると解釈すべきである。この点からも，血液培養検査を複数セット採取することは，大変意義のあることである。

血液培養が陽性になるまでに要する時間

　CNSに関しては，血液培養が陽性になるまでに要する時間（time to positivity：TTP）が，真の原因微生物かコンタミネーションかを判別するのに有用とされている[6〜8]。あるがん専門施設からの後方視的研究によると，TTPが16時間以下であれば真の原因微生物である可能性が高く，20時間以上であればコンタミネーションの可能性が高いと報告されている[6]。また，小児を対象とした研究では，TTPが15時間以下であれば，真の原因微生物である陽性的中率は84%であったと報告されている[7]。本症例ではTTPが21時間であり，コンタミネーションを示唆する所見である。

血液培養の再検

　上記の情報をもとにしても，真の原因微生物とコンタミネーションの判別が困難なことがある。その際は血液培養2セットの再検を行うことが大切である。持続菌血症があるのであれば，再び同じ菌が陽性になる可能性が高いであろう。一方，陰性であればコンタミネーションであることの確認ができる。

> 職種による血液培養検査のコンタミネーション率の差異

　これは予備知識であるが，血液培養を採取する職種により，コンタミネーション率にばらつきがあるようである。血液採取を専門的に行うphlebotomistsが行うとコンタミネーション率は3％，レジデントや看護師が行うと11％であった[9]。また，ある教育病院で同一の血液培養キットを用いて調査した結果，コンタミネーション率はレジデントで4.8％，phlebotomistsで1.0％であったという報告がある[10]。

治療のポイント

　真の原因微生物かコンタミネーションかの判別と，抗菌薬治療を開始するかどうかの判断は，わけて考える必要がある。つまり，コンタミネーションの可能性だけで，治療適応を決めることはできない。常に患者の状態や予備力を勘案し，治療適応を決める必要がある。

　本症例では，CNSのコンタミネーションの可能性が高いと判断し，患者の症状は改善傾向であるため，血液培養を再検しながら慎重に経過観察とした。この際，CNSが血流感染症をきたしている可能性，血管内合併症をきたす可能性，感染症のコントロール不良のために化学療法などの抗がん治療が遅延する可能性を考慮することが，非常に大切である。仮に，本症例において，発熱前から既にCVポートもしくは末梢静脈カテーテルが留置されていれば，CNSによるカテーテル関連血流感染症の可能性が上がる。その際は，再検した血液培養が陰性であることを確認するまではバンコマイシンで治療を行う，もしくはCNSによるカテーテル関連血流感染症として治療を行うのは妥当であると考えられる。

感染症診療のロジック

- 患者背景：原発性肺がん，閉塞性肺炎
- 臓器：血流感染症（疑い）
- 原因微生物：コアグラーゼ陰性ブドウ球菌（CNS）（疑い）
- 抗菌薬：なし
- 適切な経過観察：
  - 血流感染症を疑う症状や所見がないか，毎日注意深く診察する
  - 血液培養2セットを再検し，陰性であることを確認する

この症例のポイント

❶ 血液培養検査でコンタミネーションを起こしやすい菌種，1セットでも陽性となれば真の原因微生物として扱うべき菌種がある。

❷ 血液培養検査で，CNSが陽性になるまでに要する時間（TTP）が，真の原因微生物かコンタミネーションかを判別するのに有用である。

❸ 患者の状態や予備力を勘案し，抗菌薬治療の適応を決めることが大切である。

文献

〈血流感染症と死亡率，菌種による真の原因微生物，コンタミネーションの割合〉
1) Pien BC, et al：The clinical and prognostic importance of positive blood cultures in adults. Am J Med. 2010；123(9)：819-28.

〈CNSが血液培養で陽性となった際の対応の現状〉
2) Souvenir D, et al：Blood cultures positive for coagulase-negative staphylococci：antisepsis, pseudobacteremia, and therapy of patients. J Clin Microbiol. 1998；36(7)：1923-6.

〈血流感染症の原因微生物〉
3) Wisplinghoff H, et al：Nosocomial bloodstream infections in US hospitals：analysis of 24,179 cases from a prospective nationwide surveillance study. Clin Infect Dis. 2004；39(3)：309-17.

〈菌種による真の原因微生物，コンタミネーションの割合〉
4) Weinstein MP, et al：The clinical significance of positive blood cultures in the

1990s: a prospective comprehensive evaluation of the microbiology, epidemiology, and outcome of bacteremia and fungemia in adults. Clin Infect Dis. 1997;24(4):584-602.

〈疫学調査に用いる血液培養コンタミネーションの定義〉

5) Bekeris LG, et al: Trends in blood culture contamination: a College of American Pathologists Q-Tracks study of 356 institutions. Arch Pathol Lab Med. 2005;129(10):1222-5.

〈血液培養陽性化までの時間による,真の原因微生物・コンタミネーションの判別〉

6) Kassis C, et al: Differentiating culture samples representing coagulase-negative staphylococcal bacteremia from those representing contamination by use of time-to-positivity and quantitative blood culture methods. J Clin Microbiol. 2009;47(10):3255-60.

7) Haimi-Cohen Y, et al: Use of incubation time to detection in BACTEC 9240 to distinguish coagulase-negative staphylococcal contamination from infection in pediatric blood cultures. Pediatr Infect Dis J. 2003;22(11):968-74.

8) Hall KK, et al: Updated review of blood culture contamination. Clin Microbiol Rev. 2006;19(4):788-802.

〈職種による血液培養検査のコンタミネーション率の差異〉

9) Weinstein MP: Blood culture contamination: persisting problems and partial progress. J Clin Microbiol. 2003;41(6):2275-8.

10) Weinbaum FI, et al: Doing it right the first time: quality improvement and the contaminant blood culture. J Clin Microbiol. 1997;35(3):563-5.

〈森岡慎一郎〉

コラム

静岡がんセンター　思い出の症例①

　80代男性。消化管のがんと同時に虚血性心疾患を指摘され，前医で冠動脈バイパス術を施行後にがんの手術目的に転院，いったん循環器内科に入院した。　前医でメチシリン耐性黄色ブドウ球菌（methicillin-resistant *Staphylococcus aureus*：MRSA）が検出されているとのことで入院とほぼ同時に感染症科にコンサルトがあった。紹介状を読んだところ，実はMRSA菌血症と胸骨の骨髄炎を合併し，その治療が中途半端なままだったことが判明。胸骨の痛みがひどく，排痰ができないので気管切開され，ベッド上でほぼ寝たきり，コミュニケーションも取れない状態で，外科の先生によればとてもがんの手術どころではない。療養病棟に入院している患者さんと見紛うばかりである。とりあえずMRSAによる骨髄炎の治療を再開することにしたが，抗菌薬では胸骨の痛みは抑えられない。担当看護師から痛みをどうにかできないかと相談されたので苦し紛れに「緩和の先生に相談しては？」と口走ったところ，さっそく看護師の働きかけで緩和医療科にコンサルトの依頼が立った。

　翌朝患者さんのところに赴くと，昨日までほとんどコミュニケーションが取れなかったはずの患者さんはベッドの上に正座して待ち構えているではないか！　気切のため声は出ないが，身振り手振りで感謝を伝えてくれる。痛みが抑えられた患者さんはまるで別人であった。その後心リハビリが進みADLが改善したので気切も閉じられ，骨髄炎の治療が落ち着いたところでいったん外来フォローとなり，しばらくしてがんに対する手術も無事行われた。

　静がんでなければ同じことはできなかったのではないか，別の施設であれば本当に療養型病院に送られてしまっていたのではないかと私は今でも思っている。いつか自分が感染症専門医として関わる施設でも，診療科や職種を超えた連携で同じようなケアを提供したいという目標を与えてくれた症例であった。

（藤田崇宏）

各論

4 院内肺炎

現場からのクリニカルクエスチョン

1. 院内肺炎の定義は何ですか？
2. 治療薬には何を使えばよいですか？
3. 治療期間はどのくらいですか？

はじめに

　入院後48時間以降に発症した肺炎は院内肺炎と定義される（表1）。また，入院中に起こりやすい感染症として肺炎が上位に挙がる背景からも，院内肺炎は押さえるべき重要な疾患であることがわかる。ここで注意すべきは，院内肺炎は通常

表1　肺炎の分類

- 市中肺炎（Community Acquired Pneumonia：CAP）
  病院や医療関連施設以外で日常生活をしている人に発症した肺炎
- 医療・介護関連肺炎（Nursing and Healthcare-associated Pneumonia：NHCAP）
  以下のいずれかの項目を満たす人に発症した肺炎
  1. 長期療養型病床群もしくは介護施設（精神病床も含む）に入所している
  2. 90日以内に病院を退院した
  3. 介護を必要とする高齢者，身障者
  4. 通院にて継続的に血管内治療（透析，抗菌薬，化学療法，免疫抑制薬等による治療）を受けている
- 院内肺炎（Hospital Acquired Pneumonia：HAP）
  入院後48時間以上経過してから新たに発症した肺炎

（文献1より引用）

我々が外来で目にしている肺炎（≒市中肺炎）とは様相が異なることである．本項では，いわゆる市中肺炎とは異なる院内肺炎について述べていく．

症例：前立腺がん治療中に生じた肺炎

症例	前立腺がんに対してホルモン療法中の87歳男性
主訴	呼吸困難感・全身倦怠感

現病歴	前立腺がんに対して抗アンドロゲン療法（ビカルタミド）を行っていた．また，肝臓および骨に転移を認め，食思不振が目立つためデキサメタゾン2mg/日の投薬も行っていた．PSAの上昇傾向がみられ前立腺がんの進行が懸念されたため，精査および治療法の変更の検討目的に入院した． 第1病日に施行したCT検査では腫瘍の進行を認めていた．第4病日に凝血塊200gを含む下血があり，Hbが10g/dLから6.1g/dLに低下した．濃厚赤血球輸血を行いバイタルサインが改善したのちに精査したところ直腸潰瘍を認めた．第5病日に酸素化の悪化と喀痰の増量を認めたため，酸素3L/分の投与を開始した．その際に撮影した胸部単純X線写真では右下肺野に広範囲の浸潤影を認めていた．
既往歴	前立腺がん，関節リウマチ症，高血圧症
服用歴	ビカルタミド80mg，デキサメタゾン2mg，アジルサルタン20mg
生活歴	喫煙なし．飲酒 ビール500mL/日を週に3日ほど
身体所見	Appearance：bad 意識JCS I -1，血圧101/65mmHg，心拍数114回/分，呼吸数28回/分，体温38.2℃，SpO₂ 88%（室内気）→97%（3L/分）． 眼球結膜黄染なし，眼瞼結膜貧血様変化あり，咽頭発赤なし，口腔内乾燥なし．心音S1→S2→S3（-）→S4（-），整．呼吸音は右肺全体に水泡音を聴取．腹部平坦・軟，圧痛・反跳痛なし，筋性防御なし，腸蠕動音正常．四肢に軽度圧痕性浮腫あり，チアノーゼなし

検査所見	
血液検査	WBC 12,500/μL, RBC 259万/μL, Hb 7.9g/dL, Plt 13.3×10^4/μL, AST 9 IU/L, ALT 11 IU/L, LDH 204 IU/L, γ-GTP 17 IU/L, ALP 201U/L, T-Bil 0.9mg/dL, TP 3.8g/dL, ALB 2.2g/dL, Cr 0.55mg/dL, Na 125mEq/L, K 3.9mEq/L, Cl 93mEq/L, CRP 11.26mg/dL, RF 4 U/mL, PSA 9.8ng/mL
胸部単純X線検査	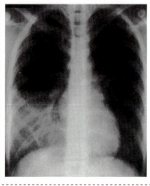 右下肺野に広範な浸潤影あり
喀痰塗抹検査	グラム陽性球菌 (GPC) (3+), グラム陰性桿菌 (GNR) (3+)

この症例をどう考えるか

この感染症はどこで何が起こっているのか (感染臓器・原因菌・重症度)？

喀痰の出現や酸素化の悪化や画像上に浸潤影の出現, 白血球数の異常を認めている。

感染臓器：肺

原因菌：不明

重症度：中等症

診断は？

入院してから48時間以上経過したのちに発症した肺炎であり, 診断は院内肺炎となる。

原因菌がわからない

適切な治療を行うには塗抹/培養検査で原因菌を証明する必要性がある。しかし，もし原因菌が判明しなければ，経験的治療（empiric therapy）に頼らざるをえない。ここでの注意点は，状況が許す限り抗菌薬を投与する前に培養検体を提出することである。

培養は痰の培養だけでよいか？

喀痰だけで原因菌を証明することも可能であるが，肺炎球菌のように培養でなかなか生えにくい菌も存在するので，血液培養も併せて採取することが望ましい。

血液培養の価値としては，
① 培養検査で原因菌が判明する可能性が上がる（感度の問題）
② 生えた菌がコンタミネーションなのかどうかの判断材料が増える（特異度の問題）
③ 菌血症への進展の有無を確認できる（重症度の問題）

以上が考えられる。

抗菌薬は何を用いればよいか？

治療開始時に判明している微生物学的情報（塗抹所見，抗原検査等）に従って抗菌薬を選択していく。この微生物情報がない場合は経験的治療のまま治療せざるをえない。院内肺炎の場合は，市中肺炎と原因菌の様相が異なるので（詳細は後述），緑膿菌や口腔内の嫌気性菌までカバーするのかどうかを判断することは重要である。

抗菌薬はどの程度の期間使用すればよいか？

感染症に対して抗菌薬治療を始める際には必ず着地点（抗菌薬のやめ時）を考える必要がある。肺炎であれば7〜8日間程度が妥当であるというのが現段階では一般的であろう[3]。これは市中肺炎であっても院内肺炎であっても基本的には変わりない。しかし，肺膿瘍が生じている場合や明らかに治療が効果的でない場合は，治療の延長や治療の変更を考える必要がある。ただし，「治療が効果的でない」と

は，「何となく元気がない」や「熱がある」や「CRPが高い」といった類のことではないことは留意すべきである。肺炎であれば，呼吸数・呼吸様式・酸素化・痰の量や性状といった臓器特異的な所見の有無を判断材料とすることである。よく判断材料にしがちな熱や白血球数やCRPは全身炎症性のマーカーであるので，肺炎の治療経過を適切に表現していないのである。

診断と経過

　第4病日に院内肺炎と診断して治療を開始した。治療にあたっては喀痰の塗抹の所見（ブドウの房状のGPCと大型のGNRがメイン）を参考にセフトリアキソン2g 24時間ごとの投与を開始した。第5病日には解熱し，第6病日には酸素投与を終了した。第7病日には喀痰の培養が判明し，黄色ブドウ球菌と *Klebsiella pneumoniae* が検出された。これをふまえて真の原因菌は *K. pneumoniae* と判断し，感受性結果に従って抗菌薬はセファゾリン1g 6時間ごとに変更した。その後順調に経過したため，第10病日に抗菌薬治療を終了した。

診断のポイント

感染症診療の思考

　どのような感染症疾患であろうとも思考のstrategyの基軸に大きな変化はない。「どこでどういった菌が感染を起こし」，そして「今の状態は重症なのか否か」が大きな判断の柱となる。また，肺炎なら肺炎を起こしやすい菌もいれば，胆管炎なら胆管炎を起こしやすい菌がいる。そこに患者の背景が要素として加わってくる。今回の症例の場合は院内で起こった肺炎であることを考える必要が出てくる。院内肺炎の原因菌は市中肺炎と違って，肺炎球菌の割合が減少し，代わりに黄色ブドウ球菌と緑膿菌の割合が上昇してくる。

ATS/IDSAの院内肺炎のガイドライン

医療関連施設肺炎を診療していく図1のようなアルゴリズムが存在する[4]。これに基づいてAmerican Thoracic Society (ATS)/Infectious Diseases Society of America (IDSA)の院内肺炎のガイドラインでは，図2のようなアルゴリズムで院内肺炎を治療することとなっている。

日本呼吸器学会の定める院内肺炎

まず米国の院内肺炎と日本の院内肺炎では，背景が異なることに留意が必要である。これは医療保険の違いや耐性菌の割合などの様々な背景の相違によるものから生じているギャップである（図3）。こうした背景の違いから米国の院内肺炎のほうがより重症の肺炎の割合が多く，わが国の院内肺炎の治療に米国のガイドラインが必ずしも当てはまるわけではない。日本では，院内肺炎の重症度を推定

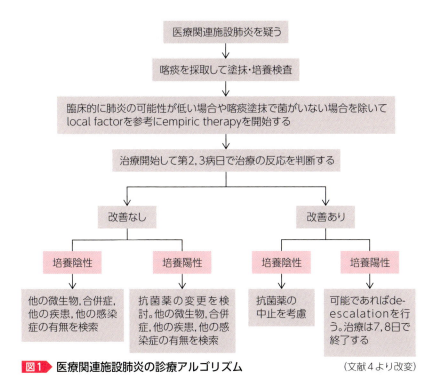

図1 医療関連施設肺炎の診療アルゴリズム （文献4より改変）

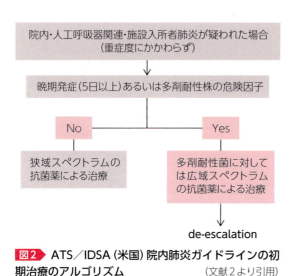

図2 ATS／IDSA（米国）院内肺炎ガイドラインの初期治療のアルゴリズム　　　　（文献2より引用）

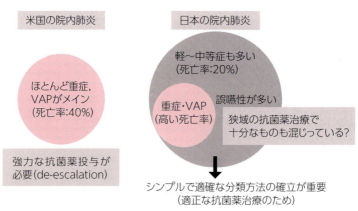

図3 日本と米国の院内肺炎の疾患分布の違い　　　　（文献2より引用）

するI-ROADと呼ばれる分類がある（図4）。I-ROADは院内肺炎を3群に分類し，各々の死亡率を算出している（表2）。その他には，肺炎重症度指数（pneumonia severity index：PSI）という肺炎の重症度判定基準が世界的に用いられていることが多い（表3）。院内肺炎に対してPSIではなくI-ROADを用いることでいくつかの利点があるため詳述する。

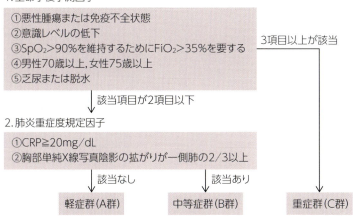

図4 I-ROAD分類

(文献2より引用)

表2 HAPの重症度分類(I-ROAD分類)における群別症例数と死亡率

A	834(誤嚥 202例,VAP 33例を含む)	101(12.1%)
B	277(VAP 22例を含む)	69(24.9%)
C	240(VAP 35例を含む)	98(40.8%)

(文献2より引用)

　まず，I-ROADは国内の多施設前向き観察研究の結果に基づいて死亡率を設定しているため，日本国内の状況にマッチしている可能性が高いことである[5]。また，成人院内肺炎診療ガイドラインでは，I-ROADにおける重症度分類に即して治療薬の選択を推奨していることも利点となる(表4)。この戦略に従って治療を組み立てていくことができるが，ここで留意すべきことがある。表の推奨治療薬

表3 肺炎重症度指数（PSI）

危険度算出システム

特性		ポイント
背景	年齢：男性	年齢数
	女性	年齢数－10
	ナーシングホーム居住者	＋10
合併症	悪性腫瘍	＋30
	肝疾患	＋20
	うっ血性心不全	＋10
	脳血管障害	＋10
	腎疾患	＋10
身体所見	意識レベルの変化	＋20
	呼吸数30回/分以上	＋20
	収縮期血圧90mmHg未満	＋20
	体温35℃未満または40℃以上	＋15
	脈拍数125回/分以上	＋10
検査値	動脈血pH7.35未満（必須としない）	＋30
	BUN 30mg/dL以上	＋20
	Na 130mEq/L未満	＋20
	随時血糖250mg/dL以上	＋10
	Hct 30%未満	＋10
	PaO_2 60Torr未満（SpO_2 90%未満）	＋10
	胸水の存在	＋10

合計点	危険度	研究結果		推奨される治療場所
		患者数	死亡率	
点数なし	Ⅰ*	3,034	0.1%	外来
≦70点	Ⅱ	5,778	0.6%	外来
71〜90点	Ⅲ	6,790	2.8%	入院（短期）
91〜130点	Ⅳ	13,104	8.2%	入院
＞130点	Ⅴ	9,333	29.2%	入院

*：50歳以上であり，かつ上記項目の合併症，身体所見がない

（文献1より引用）

表4 I-ROAD分類に基づいた抗菌薬治療戦略

	推奨治療薬	1回の投与量	1日の投与回数
A群	セフトリアキソン	1〜2g	1〜2回
	アンピシリン・スルバクタム	1.5〜3g	4回
	緑膿菌感染が疑われる際はB群の治療薬を使用		
B群	タゾバクタム・ピペラシリン	4.5g	4回
	イミペネム/シラスタチン	0.5g	4回
	メロペネム	1g	3回
	セフタジジム + クリンダマイシン	1g, 600mg	3〜4回, 3回
	セフェピム + クリンダマイシン	1g, 600mg	3回, 3回
	シプロフロキサシン + アンピシリン・スルバクタム	300mg, 1.5〜3g	2回, 4回
	緑膿菌感染を疑わなければA群の治療薬を使用		
C群	B群の治療薬に加えて		
	アミカシン	15mg/kg	1回
	シプロフロキサシン	300mg	2回

(文献2をもとに作成)

はempiric therapyに用いられるべきものであり，もし培養検査で原因菌が判明した場合は，それに従ってde-escalationを行うべきである。いつまでも広域スペクトラムの抗菌薬を用いることは，後述する理由から患者にとって非常に有害なことであるという意識は常に持っておく。

市中肺炎と院内肺炎の原因菌の相違

既に述べてきたように市中肺炎と院内肺炎の背景は異なる。そのため，肺炎を起こす細菌も異なってくることがわかっている。肺炎の原因菌の割合に関して国内や海外で多くの報告があるが，ここでは特に国内の状況について述べていく。図5にあるように市中肺炎では肺炎球菌が原因菌の大勢を占めている。しかし，院内肺炎の原因菌をみると肺炎球菌の割合が減少し，代わりに黄色ブドウ球菌と

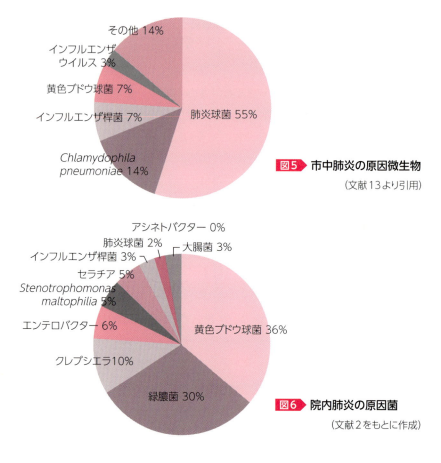

図5 市中肺炎の原因微生物

(文献13より引用)

図6 院内肺炎の原因菌

(文献2をもとに作成)

緑膿菌の割合が上昇してくる(図6)。ここで注意するべきは，果たして黄色ブドウ球菌の肺炎はここまで多いのかということである。どうしてもコンタミネーションの菌として紛れ込みやすい常在菌であるので，真の原因菌であるのかどうかは慎重な吟味が必要である。次項で黄色ブドウ球菌の肺炎について述べていく。

黄色ブドウ球菌性肺炎

　肺炎の原因菌が黄色ブドウ球菌となることは稀である。喀痰中に黄色ブドウ球菌が検出された場合は，基本的にコンタミネーションと判断してよい。例外的に，インフルエンザのようなウイルスの気道感染後の細菌性肺炎や人工呼吸器関連肺

炎（VAP）のときには原因菌となりやすいことがわかっている。黄色ブドウ球菌の肺炎の病状は急速に進行することが多く，肺化膿症や膿胸をきたすことも少なくない。喀痰から黄色ブドウ球菌が検出された場合は，これらをふまえて原因菌を判断する必要があるが，たいていの場合は他に真の原因菌が隠れている。

ステロイド投与中患者の感染症

　担がん患者は，化学療法や緩和療法を受ける際にステロイドに曝露されることは非常に多い。本症例のようにステロイドを投与されている患者の感染症は通常の感染症と顔つきが異なることに注意が必要である。

　ステロイドを長期投与されている患者では免疫抑制（特に細胞免疫不全）が懸念される。細胞性免疫不全患者における呼吸器感染症では，ウイルス（インフルエンザウイルス，アデノウイルス，ヘルペスウイルス等）・真菌（アスペルギルス，クリプトコッカス，ニューモシスチス）・細菌（レジオネラ，ノカルジア，結核菌，非結核性抗酸菌）の感染が問題となってくることがわかっている[6]。ステロイド投与と感染症の発症に関しては先行論文が存在し，1日にプレドニゾロン（PSL）で10mg以上投与されている場合やトータルで700mg以上を投与されている場合は感染症のリスクが有意に高いとされる[7]。ステロイドと肺炎によって入院するリスクに絞ってみても，PSL≦5mg/日で1.7倍，5mg/日＜PSL≦10mg/日で2.1倍，10mg/日＜PSLで2.3倍という報告がある[8]。また，ステロイドと結核の発症に関しても，PSL15mg/日未満の投与量であれば結核のリスクは2.8倍となり，PSL15mg/日となると7.7倍になるという報告がある[9]。

　ステロイドを長期的に投与している患者が肺炎に罹った場合は，こうした背景をふまえて，正しい原因菌や治療薬を判断していく必要がある。

治療のポイント

　治療開始時には原因菌が判明していないが，痰の塗抹からGPCとGNRが見えていた。この時点では肺炎球菌から緑膿菌まで原因菌として考えられたが，喀痰

の塗抹に存在する菌を詳細に見ると，ブドウ糖非発酵菌より腸内細菌が疑わしくみえたため，抗菌薬は抗緑膿菌作用を有さないセフトリアキソンで十分治療できると判断した．ここでもう1つ判断材料となるのが，院内のlocal factor（アンチバイオグラム：この菌ならばこの抗菌薬は何％効くという院内の統計）である．アンチバイオグラムをフィルターにして，検体の塗抹からempiric therapyに適切と思われる抗菌薬を選択していく．

　どの抗菌薬をチョイスするかは必ず理由づけがあり，実はこの理由づけの思考過程こそが感染症診療において最も重要である．この思考過程があると，今後同様の疾患あるいは類型の疾患が目の前に現れたときに素早く適切に判断を下せるようになっていく．俗っぽい言葉を借りれば，まさに洗練されていくのである．

　感染症診療で最もやってはいけないのは，わからないからという理由で安直に広域スペクトラムの抗菌薬を使用することである．このいわば思考停止状態に陥ってしまうと，次回の感染症を考える上で何らヒントがもらえないのである．1つの抗菌薬を選ぶことにおいて，たとえその場面において使う抗菌薬の選択も治療の結果も同じであっても，土台に思考の研磨が存在することが，その後に非常に大きな意味をなしていくのである．

　本症例では，その後塗抹の培養検査から真の原因菌は *K. pneumoniae*（図7）と判断できたため抗菌薬をセファゾリンに変更（de-escalation）した．

　このように，喀痰の塗抹と培養を見ることで抗菌薬をより狭域スペクトラムのものへとスイッチすることができる．狭域スペクトラムの抗菌薬を使用することのメリットを以下詳述する．

　体内には多くの菌が常在しており，これらが常在細菌叢として免疫を司っていると近年考えられている[10]．感染症に対して抗菌薬を用いると，抗菌薬の血

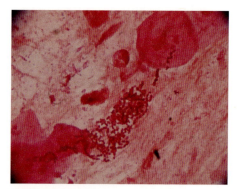

図7　塗抹所見（*K. pneumoniae*）

中濃度が上昇し体内の至るところで抗菌作用が働いてしまうため，体内の常在菌も駆逐してしまう可能性がある．この悪影響が働いて，常在細菌叢が司っていた免疫機構がダメージを受けてしまう．狭域スペクトラムの抗菌薬を用いると，この常在細菌叢への影響を最小限にできることは大きなメリットである．仮に微生物学的情報に乏しいためempiric therapyで広域スペクトラムの抗菌薬を使用せざるをえなかった場合も，狭域スペクトラムの抗菌薬へde-escalationすることで院内肺炎患者や人工呼吸器関連肺炎の予後が改善した報告も存在する[11, 12]．これらをふまえると，治療に適切な抗菌薬は，菌に対して感受性のある抗菌薬の中でより狭域なものと考えておおむね間違いはなかろう．例外として，臓器移行性や副作用等の問題は残るが，これはよりadvancedの問題であるのでここでは割愛させていただく．

感染症診療のロジック

- 患者背景：入院中，ステロイド内服中
- 臓器：肺
- 原因微生物：*K. pneumoniae*
- 抗菌薬：セフトリアキソン→セファゾリン (de-escalation)
- 適切な経過観察：
  - 酸素化，呼吸様式，痰の性状をメルクマールとし，経過中に増悪なければ7日間の抗菌薬投与で治療を終了した．
  - 途中，原因菌と薬剤感受性が判明したため抗菌薬の適正化を行った．

この症例のポイント

❶ 肺炎を疑ったら，喀痰の塗抹／培養検査を必ず行う．
❷ 塗抹の所見とアンチバイオグラムからempiric therapyに用いる抗菌薬を決定する．
❸ 培養の結果をふまえて抗菌薬を適正化する (de-escalation)．

文献

1) 日本呼吸器学会:医療・介護関連肺炎(NHCAP)診療ガイドライン.2011.
2) 日本呼吸器学会:呼吸器感染症に関するガイドライン.成人院内肺炎診療ガイドライン.2008.

〈抗菌薬の治療期間〉

3) Hayashi Y, et al:Strategies for reduction in duration of antibiotic use in hospitalized patients. Clin Infect Dis. 2011;52(10):1232-40.

〈医療関連施設肺炎の治療〉

4) IDSA Guideline Committee:Guidelines for the management of adults with hospital-acquired, ventilator-associated, and healthcare-associated pneumonia. Am J Respir Crit Care Med. 2005;171(4):388-416.

〈日本の院内肺炎の現状〉

5) Watanabe A, et al:Multicenter survey on hospital-acquired pneumonia and the clinical efficacy of first-line antibiotics in Japan. Intern Med. 2008;47(4):245-54.

〈細胞性免疫不全と感染〉

6) McPherson RA, et al ed:Chapter 50. Henry's Clinical Diagnosis and Management by Laboratory Methods. 22nd ed. Saunders, 2011, p963-72.

〈ステロイド投与量と感染〉

7) Stuck AE, et al:Risk of infectious complications in patients taking glucocorticosteroids. Rev Infect Dis. 1989;11(6):954-63.
8) Wolfe F, et al:Treatment for rheumatoid arthritis and the risk of hospitalization for pneumonia:Associations with prednisone, disease-modifying antirheumatic drugs, and anti-tumor necrosis factor therapy. Arthritis Rheum. 2006;54(2):628-34.
9) Jick SS, et al:Glucocorticoid use, other associated factors, and the risk of tuberculosis. Arthritis Rheum. 2006;55(1):19-26.

〈体内常在細菌叢と免疫〉

10) Shapiro H, et al:The cross talk between microbiota and the immune system:metabolites take center stage. Curr Opin Immunol. 2014;30:54-62.

〈抗菌薬をde-escalationすることのメリット〉

11) Masterton RG:Antibiotic de-escalation. Crit Care Clin. 2011;27(1):149-62.
12) Joung MK, et al:Impact of de-escalation therapy on clinical outcomes for intensive care unit-acquired pneumonia. Crit Care. 2011;15(2):R79.
13) 石田 直:急性上気道感染症.化学療法の領域.2004;20:129-35.

(園田 唯)

コラム 静岡がんセンター　思い出の症例②

　70代男性。術後のフォロー中ではあったが再発もなく安定していた。数日の経過で発症した発熱と意識障害のため救急要請され，かかりつけだからという理由でがんセンターに搬送されてきたため救急外来から感染症科にコンサルトとなった。受診についてきた家族の言っていることはあやふや，本人は意識障害のため病歴がほとんど聴取できない。診察すると全身に淡い紅斑が出現しており，発熱＋発疹の鑑別から重症の肺炎球菌敗血症，toxic shock syndrome，重症薬疹，リケッチア症などを考えつつ，血液培養2セット採取後にセフトリアキソンとミノサイクリンの投与を推奨した。翌日には意識障害も改善し発疹もすぐに消え，血液培養も陰性であった。はて何だろうと首をひねっていたが，ようやく聴取できた病歴から農作業をよくする方だということもわかったので，ツツガムシ病の検査を提出することにした。退院後にツツガムシ病の抗体検査でIgMが40倍の陽性と判明。実はこのときまでツツガムシ病の診断をしたことがなく，半信半疑で外来受診時のペア血清を外部の研究所に送ったところ，Karp型のIgMが2,560倍まで上昇しており，ツツガムシ病の確定診断となった。

　外来で患者さんに説明した当時のフェローの先生によると，診断を聞いた患者さんは「富士山の周りはツツガムシ病は有名だよ，知らないの？　自衛隊が野焼きをするのは自衛隊員がツツガムシ病にやられないためなんだよ」と教えてくれたそうである。がんセンターでツツガムシ病の診断がつくのは珍しいだろう，感染症内科がある静がんだからこそ診断ができたに違いない，と振り返れば典型的な症例なのに診療経験がなくて半信半疑だったことは棚に上げてひそかに自慢に思っている症例である。無論どんな施設で働いていても感染症診療にはlocal factorが重要であること，専門医としてどのような感染症にも事前の準備を怠ってはいけないということも教訓として胸に残っている。

（藤田崇宏）

各論

5 治らない肺炎

現場からのクリニカルクエスチョン

❶ 肺炎の治療がうまくいかない場合はどう考えたらよいですか？
❷ 治りにくい肺炎はどんな患者に起こりやすいですか？
❸ 通常の肺炎の治療薬の効かない微生物は何ですか？

はじめに

　平成26年度の人口動態統計によると，肺炎は死因の第3位で，年間に118,000人の方が亡くなったと報告されている[1]。この背景をふまえると，当然感染症の中でも肺炎のマネジメントは臨床医の必須事項となることがわかる。

　肺炎の治療を始めてから，患者の酸素化や呼吸困難感等が改善していくさまを見ると，我々は治療の効果を実感できることで少なからず安心感を覚える。その一方で，治療しているにもかかわらずその効果を実感できず，考えが逡巡してしまうことも少なくない。

　「治りにくい肺炎」には，どんなパターンがあり，どういった治療をしていくべきなのかを一概に語ることは難しいが，本項ではできるだけこれを詰めていくことを目標として述べる。

症例：突然発症した大葉性肺炎

症 例 肺がんに対して化学療法を施行中の57歳男性

主 訴 呼吸困難感

現病歴 肺扁平上皮がんに対して化学療法中（カルボプラチン＋パクリタキセル：CBDCA＋PTX）の患者。発熱と痰の増量が突如出現したが、感冒と判断して市販薬を内服していた。その後、症状が治まらず呼吸の苦しさを覚えたため外来を受診した。その際に撮影した胸部単純X線写真では右下肺野に広範囲の浸潤影を認めており、肺炎の診断で入院となった（図1）。

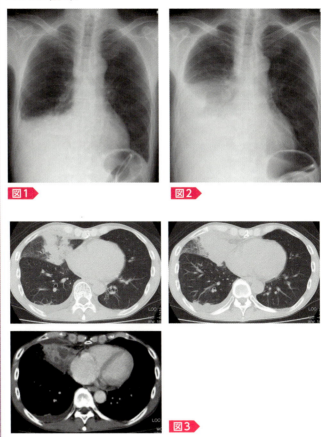

図1　図2　図3

	入院時に採取した喀痰からは，常在菌の検出はあったがそのほかに有意菌の検出は認めなかった．肺がんに対して化学療法中であることから緑膿菌の関与まで考慮し，empiric therapyとして，タゾバクタム・ピペラシリン (TAZ/PIPC) 4.5g 6時間ごとの投与量で治療開始した．第3病日になっても酸素化およびL/Dの改善を認めなかったため，肺炎の精査目的に胸部単純X線写真を撮影した (図2)．胸部単純X線写真では浸潤影の悪化が認められており，肺炎の進行が懸念されたため胸部単純CTを撮影した (図3)．胸部単純CT検査では右S5に造影効果が不均一な腫瘤影とその周囲のすりガラス陰影を認めた．
アレルギー歴	なし
既往歴	胃潰瘍，肺がん (扁平上皮)
服用歴	ファモチジン20mg
生活歴	喫煙 50本/日×32年 (52歳で禁煙)．飲酒 焼酎150mL/日
家族歴	父：前立腺がん，姉：胃がん
身体所見	身長173cm，体重63kg．意識JCS I -1，血圧180/90mmHg，心拍数122回/分，呼吸数28回/分，体温38.5℃，SpO$_2$ 94% (4L/分)． 全身状態はやや不良．眼球結膜黄染なし，眼瞼結膜貧血様変化なし，咽頭発赤なし，口腔内乾燥なし．心音S1→S2→S3 (−) →S4 (−)，整．心雑音なし．肺音は右下肺でrhonchiとcoarse crackleを聴取．腹部平坦・軟，圧痛/反跳痛なし，筋性防御なし．四肢浮腫なし，チアノーゼなし
検査所見	
血液検査	WBC 13,700/μL，RBC 388万/μL，Hb 16.0g/dL，Plt 45.7×10^4/μL，AST 45 IU/L，ALT 22 IU/L，LDH 549 IU/L，γ-GTP 64 IU/L，ALP 131 IU/L，T-Bil 0.7mg/dL，TP 6.8g/dL，ALB 4.0g/dL，Cr 0.78mg/dL，Na 135mEq/L，K 4.0mEq/L，Cl 102mEq/L，CRP 9.68mg/dL，血糖 164mg/dL
胸部単純X線写真	右下肺野全体に濃度上昇あり
胸部単純CT検査	右中葉に造影効果不均一のmassが存在し，周囲にconsolidationを伴う．右側胸水あり

この症例をどう考えるか

この感染症はどこで何が起こっているのか（感染臓器・原因菌・重症度）？

　喀痰の出現や酸素化の悪化を認め，画像上にmass-like shadowと周囲の浸潤影を認めている．また，全身炎症の指標として白血球数やCRPといった炎症反応の上昇を認めている．ここまでの情報だけで判断するに，呼吸器疾患であることは間違いなさそうであるが，本態が感染症なのか腫瘍疾患なのかは明確な判断がつかない．とはいえ，それ以外の疾患の事前確率は低そうなことも事実である．感染症という前提条件で，以下のように考える．

　感染臓器：肺
　原因菌：不明
　重症度：中等症

診断は？

　痰の増量と胸部単純X線写真の所見を鑑みると肺炎あるいは肺化膿症が存在している可能性は高いと考えられる．また，CT検査では，右B5の中枢部にmass-like lesionが見えており，腫瘍性疾患の進行は否定できない．その場合は，実際に気道の内腔を直視する意味と必要な検体を採取する意味で，気管支内視鏡検査（BF）の価値が高くなってくる．実際にBFを行う際には，

- 悪性細胞が存在する ➡ 悪性腫瘍
- 末梢気道検体に菌量の多い細菌と炎症細胞が存在する ➡ 末梢気道感染

この2点を考えながら施行する．

　病状が進行して酸素化が悪化するとBFの施行は難しいので，BFを行う必要があると判断した場合は可及的速やかに施行することが望ましい．

抗菌薬はいつ投与するか？

　適切な治療を行うには塗抹/培養検査で原因菌を証明する必要性がある．しかし，抗菌薬を投与すると，当然細菌は死滅していく．そのため，状況が許す限り

抗菌薬を投与する前に培養検体を提出することが望ましいことは言うまでもない。原因菌検索は素早く行い，抗菌薬投与を遅らせないように配慮したい。

抗菌薬は何を用いればよいか？

詳細は後述するが，口腔内嫌気性菌の関与している可能性が高く，複数の菌が感染に関与していることが多い。そのため，治療にはこれらをカバーした抗菌薬を用いる必要がある。

抗菌薬はどの程度の期間使用すればよいか？

肺化膿症に対する抗菌薬の治療期間を明確に定義できるデータはない。「既存構造の改変があるのか」や「ドレナージができるのか」等の背景如何で抗菌薬の効果や投与期間が異なるからである。大抵の場合は6〜8週の治療期間を要し，状況次第ではそれ以上の期間が必要となることもしばしばである。治療による改善に乏しい場合は，膿胸の合併や腫瘍の進行等の併存疾患の精査を行うことも肝要である。

診断と経過

胸部単純CT検査の結果から肺がんに伴う閉塞性肺炎から生じた肺化膿症が疑われた。そのため，気管支鏡によるさらなる原因検索が必要と考えた。気管支鏡検査では右B5が狭窄しており，気道壁は易出血状態であった。同部位の擦過検査および気管支洗浄検査を行ったところ，肉眼的に気管支の狭窄を認め，扁平上皮がん細胞と polymicrobial pattern の喀痰を得た。以上から肺扁平上皮がんおよびその末梢肺の閉塞性肺炎から生じた肺化膿症と診断した。入院時の喀痰中にブドウ糖非発酵菌の存在を否定できないグラム陰性桿菌が見えていたので，肺化膿症に対する empiric therapy として TAZ/PIPC 4.5g 6時間ごとの投与を開始した。

第3病日に喀痰の培養から *Klebsiella pneumoniae*（図4）と常在菌の検出が見られたが，緑膿菌や *Acinetobacter* 等の検出は認めなかった。そのため，*K. pneumoniae* および口腔内嫌気性菌を原因菌と判断し，感受性結果をふまえて抗菌薬はセファ

ゾリン (CEZ) 1g 8時間ごと＋クリンダマイシン (CLDM) 600mg 8時間ごとに変更した．第8病日には解熱し呼吸困難感も改善しており，胸部単純X線写真も改善がみられた（図5）．その後totalで6週間の抗菌薬治療を行い，最終的には呼吸困難感等の症状は消失し，胸部単純X線写真では腫瘍周囲の濃度上昇も改善していた（図6）．

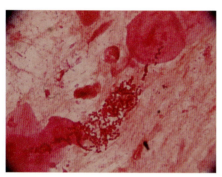

図4 塗抹所見

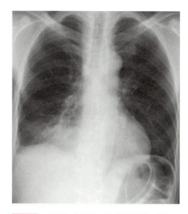

図5 第8病日の胸部単純X線写真

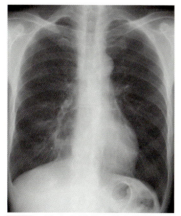

図6 治療完遂後の胸部単純X線写真

診断のポイント

閉塞性肺炎とは

　閉塞性肺炎とは，何らかの理由で気道が狭窄あるいは閉塞し，その末梢で肺炎が起こった状態である．気道が狭窄していることでドレナージ力の低下が存在するため，通常の肺炎よりも重篤化しやすく治療に難渋しやすい．また，肺炎が胸膜付近で起こったり，膿瘍化が進行したりした場合は，胸膜を穿破することで膿胸へ進行することも考えられる．

閉塞性肺炎の原因菌

　閉塞性肺炎の原因菌は嫌気性菌が多いという報告がみられる．また，単一菌よりも複数菌の感染の報告が多い[2,3]．菌の採取に関しては，needle-aspirationで原因菌を判定できるという報告[4,5]があり，酸素化が悪くてBFが施行できない場合にこれに代用することは可能と思われる．また，国内の閉塞性肺炎の原因菌に関する報告もあり，*K. pneumoniae*や緑膿菌がやや多い傾向にある[6,7]．ただ，これらの報告では，海外の報告と比較して嫌気性菌の検出が明らかに少ないが，嫌気性菌の培養の難しさや検体提出の仕方等の検出力の問題も大きいと考えられる．

治らない肺炎をみたときにどう考えるか

　臨床の現場で，「患者を良くしたい」という思いと「治らなかったらどうしよう」というプレッシャーを感じることも少なくない．このプレッシャーというものは，我々に身の引き締まる思いをもたらしてくれるが，時に考えが逡巡する原因となりうるものである．こうした状態というのは患者にとってもありがたくない話であるので，臨床の現場に行く前に我々はシミュレーションをしておくことが大事である．

　肺炎が治らないときには以下のように考えると整理しやすい．

① 実はnatural courseである。

　本症例のように肺化膿症に至っている場合は，当然通常の肺炎よりも治りが悪く，改善に時間がかかる。呼吸数や呼吸様式，酸素化といった肺炎に臓器特異性の高い適切なメルクマールをもって観察しても，本当に今の治療が効果的なのか疑いたくなることもしばしばである。しかし，これがnatural courseであるので，これを知らないと無駄に治療を捏ね繰り回すような愚行に陥ってしまうため注意が必要である。また，一般的な肺炎でも肺炎球菌や黄色ブドウ球菌や*Legionella*が原因菌の場合は，効果的な抗菌薬を用いても，なかなか奏効しなかったり一時的な悪化をきたしたりすることが知られている[8]。

　臓器特異性の低い全身炎症性マーカー（WBC，CRP，体温等）をメルクマールにすることで誤解が生じることもしばしばである。酸素化や呼吸困難感は改善しているのにただCRPが高いから効果的でないと判断することは危険を孕んでいる。CRPに関しては，感染症と非感染症疾患の鑑別に使用した際の感度は67％で特異度も67％と報告されているメタアナリシスが存在する[9]。これに従うと，CRPは陽性尤度比が2程度の検査であり，これは事前確率が50％の患者の事後確率を67％に引き上げる程度である。実際の数字にして考えてみると，感度/特異度の低いマーカーを用いることのmisleadingがみえる。

② 感染症以外の疾患である，あるいは併存している。

　これも実は多くみられるpit-fallである。細菌性肺炎に類似したclinical featureを呈する感染症以外の疾患としては，悪性腫瘍，肺胞出血/気道出血，薬剤性肺炎，特発性間質性肺炎，過敏性肺臓炎等が考えられ枚挙にいとまがない。肺炎像を見たら常に「本当に細菌性肺炎であろうか」と疑うmindが必要となる。読影に慣れた医師であれば画像所見からある程度詰めて考えていけるが，仮にそうでなくても，身体所見や既往歴，現病歴が病状の推測に役立ってくれるはずである。

③ 治療薬の選択あるいは投与量が適切でない。

　小生が研修医の頃は今ほど感染症に関する啓蒙が進んでおらず，メロペネム（MEPM）なら何でも効くという理由で選択することも多かった。投与量もまちまちで，重症だから多めだけど軽症だから少なめといった根拠のない自己流治療を

していたものである。MEPMなら何でも効くという誤解（antibiogramを見るとそうでないことも多々ある。例：表1）もさることながら，決められた投与量を守らないことの弊害は，決して看過できないものである。お恥ずかしい話ではあるが，実際に自分も感染症の薫陶を受けるまではそういった潮流に乗っていたくちであったことは，自戒の念を込めて記させていただく。

　話は脱線したが，抗菌薬は適切な投与量を用いることは決まっている。決まっていると書いたのは少し語弊があるが，実際にこれを守らなくても患者は治るという経験は少なくないであろう。しかし，これは抗菌薬が奏効したのではなく，単に患者の免疫が頑張ってくれただけである。適切な抗菌薬よりも少ない量を投与しても臨床効果は担保されておらず，多い量を投与すると合併症の出現率の上昇が問題となってくる。

　抗菌薬の投与量に関しては，CLSI（Clinical and Laboratory Standards Institute）という組織が規定している。抗菌薬はPK/PD理論に基づいて，投与したときの薬物動態（pharmacokinetics）と薬力学（pharmacodynamics）に従い，血中濃度曲線下面積（AUC：area under the curve）が計算できる[10]。このAUCと抗菌薬の特性（濃度依存性，時間依存性等）と菌の抗菌薬への感受性（MIC：minimum inhibitory concentration）を考慮して，適切な抗菌薬が推測されていく（図7）。難しいことは書かずにシンプルに述べると，血中濃度がMICをより超えていればいるほど治療効果が望める仕組みである。しかし，この推論と実際に投与して臨床的な効果が得られるのかどうかは必ずしも一致しないことがわかっている。そのため，CLSIは実臨床の結果もふまえて，効果がある（確率が高い）ものをsusceptibleと，効果が見込めないものをresistantとし公表している。ここで注意しなくてはならないのは，CLSIのsusceptible/resistantを決めるfactorである血

表1 ある病院のアンチバイオグラム（院内薬剤感受性の平均値）の例

菌名	PIPC	CFPM	GEM	MEPM
大腸菌	45%	96%	88%	95%
緑膿菌	88%	84%	81%	73%

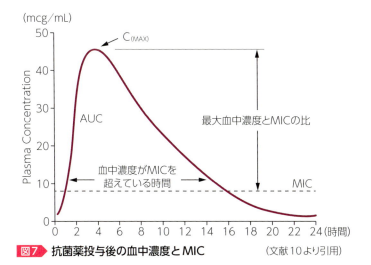

図7 抗菌薬投与後の血中濃度とMIC　　　（文献10より引用）

中濃度は，CLSIが決めた投与量によって規定されていることである．これより少ない投与量を用いた場合は，血中濃度が上がらずにsusceptibleであるはずが，resistantになることが起こってしまう．

　また，抗菌薬投与量が足りないと，治療効果が見込めないばかりか耐性菌を誘導する可能性も考えられる．mutant prevention concentration（MPC）という概念があり，この濃度を超えると細菌が耐性を獲得しなくなる濃度のことである．これに関してはニューキノロン系の抗菌薬では報告が多数あり，血中濃度が中途半端なものになると耐性誘導する危険性を孕んでしまう[11～13]．

　個人的には，この考え方は抗がん剤の考え方に近いと認識している．抗がん剤の投与量は，治療効果と副反応の出現率の臨床データから算出されている．抗がん剤を投与する際は，決められた量を厳密に守り，やむなく減量する場合は治療効果が乏しいことの心配や耐性化することの心配をするものである．ましてや，抗菌薬は抗がん剤ほど副反応が重篤でない可能性が高いので，抗菌薬の減量というチョイスはよほどのことがない限り選択肢に挙がらないことがおわかりいただけるであろう．

④抗菌薬の移行性が問題である．

　たとえばダプトマイシン（DAP）の肺への移行性が悪いように，抗菌薬によっては血中濃度が上がりやすい臓器もあれば上がりにくい臓器もある．これをふまえて抗菌薬の選択を行う必要がある．また，抗菌薬の血中濃度が必要分上昇していても，膿瘍のように内部には届きにくいような状態も考えられる．代表的なものは，膿瘍，カテーテル関連血流感染症におけるバイオフィルム形成等が挙げられる．この場合は，抗菌薬治療の効果は乏しいので，ドレナージや菌の付着したデバイスの除去が求められる．

⑤特殊な微生物が原因である．

　メチシリン耐性黄色ブドウ球菌（methicillin-resistant *Staphylococcus aureus*：MRSA）や基質拡張型β-ラクタマーゼ（extended-spectrum beta-lactamase：ESBL）産生菌といった耐性菌の関与がまず考えられるであろう．ただ，こと肺炎に限ってはこれらが原因菌となる確率が低いため，よほどの理由と背景がない限り考える必要がないと考えられる．これ以外には，*Stenotrophomonas maltophilia*のような元来耐性傾向の強い菌や，真菌，抗酸菌，ウイルス感染が考えられる．

⑥ドレナージが必要な状態である．

　ドレナージという行為は膿瘍に対して行うことがほとんどであるが，これを行うと思いの外患者さんが良くなっていく．ドレナージには以下の2つの大きな意味があると考えられる．

　1つ目は，敵を減らすことである．細菌が体内に侵入すると好中球を主体とした炎症細胞がこれらを破壊し駆逐するように働く．ドレナージを行えば敵の数を減らすことができ，より効率的に短期間で治療が完遂するのである．当然患者さんの体の負担も早期から軽快させることができる．

　2つ目は，細菌を駆逐した後に残った残骸やサイトカインのような炎症物質を排除し，炎症を改善させることである．炎症が改善することでホストの免疫バランスが上向き，良い意味で余力が出てくるのである．

閉塞性肺炎はどんな背景に起こりやすいか

　肺がんによる浸潤や外部からの気道の圧迫やCOPD（chronic obstructive pulmonary disease）や気管支拡張症といった，気道の構造改変とドレナージ力の低下した患者に多い。また，肺がん患者の中では，扁平上皮がんや小細胞がんに起こりやすい報告がある[6, 7, 14]。これらの肺がんは，腺がんと比べてより中枢に腫瘍が出現しやすいため，閉塞が中枢側で起こることによると考えられる。また，肺切除術後の肺も構造改変とドレナージ力の低下をきたすため，閉塞性肺炎が起こりやすいことにも注意が必要である。

閉塞性肺炎から肺化膿症に進行した場合の治療期間

　前述した通りで，治療は最低6〜8週間と考えるほうが無難であろう。肺化膿症に対する3週間の治療と6週間の治療に有意差がなかったという報告[15]があるが，これは市中発症の肺化膿症が対象となっているデータである。市中発症の肺化膿症は，気道の構造改変がベースにないことが多く，重症度や治療効果においても条件が有利である。今回のような気道の構造改変をきたしているような，背景が複雑な肺化膿症に対して治療期間を短く設定するのはややリスクを伴うと考えられる。

　また，以下の場合は外科的治療を行うことがある。
①膿瘍径が大きい，あるいは内部に巨大な空洞を伴う場合
②腫瘍自体に手術適応があり，閉塞が切除によって解除できる場合
③抗菌薬投与やドレナージが奏効せずに，病状が進行していく場合

治療のポイント

　前述の通り，肺膿瘍の原因菌は多くの場合嫌気性菌が関与し，単一菌よりも複数菌が多いことがわかっている。そこで肺膿瘍に対するempiric therapyはこれらの菌を網羅したスペクトラムである必要がある。
　具体的には，市中で発症した軽症の肺化膿症に対してはクリンダマイシン

(CLDM) 600mg 8時間ごとやアンピシリン・スルバクタム（ABPC/SBT）3.0g 6時間ごとの投与を行う．ただし，肺化膿症の原因菌として*K. pneumoniae*の関与することが多いので，CLDMの単剤投与は*K. pneumoniae*の関与がないと判断したときのみとするのがよいと考えられる．

また，医療曝露の多い患者や重症の患者の場合は，TAZ/PIPC 4.5g 6時間ごとの単剤あるいはセフェピム（CFPM）1g 8時間ごと＋CLDM 600mg 8時間ごとの併用を選択する．さらに，採取した検体の塗抹にブドウの房様のグラム陽性球菌が多数検出された場合のみ，バンコマイシンの投与を検討する．

また，化学療法中に生じた感染症も注意が必要である．化学療法中の患者の肺感染症において，特に気をつけるべき微生物は表2のように報告されている[16]．これをふまえて，化学療法による免疫不全の程度を参考に，感染症の原因微生物を推定していくことが重要である．

気道狭窄がある限り閉塞性肺炎の再燃が懸念されるため，化学療法の変更によって腫瘍制御を行うことで，気道狭窄の改善を図ることが今後の課題となった．

表2 化学療法施行中の感染性肺疾患に多い原因微生物

細菌	緑膿菌 大腸菌 黄色ブドウ球菌 ノカルジア クラミドフィラ ニューモニア マイコバクテリウム属
ウイルス	RSウイルス インフルエンザウイルス サイトメガロウイルス
真菌	アスペルギルス ムコール フサリウム ニューモシスチス イロベチイ

（文献16を一部改変）

感染症診療のロジック

- 患者背景：肺がんの存在とそれによる気道の狭窄，抗がん剤投与中
- 臓器：肺
- 原因微生物：*K. pneumoniae*
- 抗菌薬：タゾバクタム・ピペラシリン
  → アンピシリン・スルバクタム（de-escalation）
- 適切な経過観察：
  - 酸素化，呼吸様式，呼吸困難感をメルクマールとし，治療効果を判定した。
  - ただし，肺膿瘍は適切な抗菌薬を投与しても解熱や症状の改善に時間がかかる（7〜10日程度）ことが多く，そのnatural courseを知っておく必要がある。

この症例のポイント

❶ 肺炎の治療が効果的でないときは，抗菌薬を変更する前に一呼吸おいて，その原因を考える。

❷ 閉塞性肺炎を治療している際は，喀痰中に原因菌が見えない場合があることに注意する。

❸ 感受性のある菌に抗菌薬が効かないときは，ドレナージの可否を考える。

文 献

〈肺炎の死亡者数〉
1) 厚生労働省：平成26年人口動態統計

〈肺がんと肺感染症〉
2) Akinosoglou KS, et al: Infectious complications in patients with lung cancer. Eur Rev Med Pharmacol Sci. 2013 ; 17(1) : 8-18.
3) Rolston KV: The spectrum of pulmonary infections in cancer patients. Curr Opin Oncol. 2001 ; 13(4) : 218-23.

〈肺膿瘍の診断アプローチ（穿刺吸引法）〉
4) Yang PC, et al: Lung abscesses: US examination and US-guided transthoracic aspiration. Radiology. 1991 ; 180(1) : 171-5.

5) Peña Griñan N, et al: Yield of percutaneous needle lung aspiration in lung abscess. Chest. 1990;97(1):69-74.

〈閉塞性肺炎の国内報告〉

6) Miyamoto J, et al: Clinical investigation of obstructive pneumonia with lung cancer. Kansenshogaku Zasshi. 1994;68(6):728-33.
7) Kobayashi Y, et al: Pneumonia associated with lung cancer in the elderly. Kansenshogaku Zasshi. 2002;76(3):188-94.

〈肺炎球菌性肺炎のnatural course〉

8) Fein AM, et al: "When the pneumonia doesn't get better". Clin Chest Med. 1987;8(3):529-41.

〈炎症性マーカーの感度/特異度〉

9) Simon L, et al: Serum Procalcitonin and C-Reactive Protein Levels as Markers of Bacterial Infection: A Systematic Review and Meta-analysis. Clin Infect Dis. 2004;39(2):206-17.

〈PK/PD理論〉

10) Papich MG: Pharmacokinetic-pharmacodynamic (PK-PD) modeling and the rational selection of dosage regimes for the prudent use of antimicrobial drugs. Vet Microbiol. 2014;171(3-4):480-6.

〈ニューキノロン系抗菌薬のMPC〉

11) Olofsson SK, et al: Selection of ciprofloxacin resistance in *Escherichia coli* in an *in vitro* kinetic model: relation between drug exposure and mutant prevention concentration. J Antimicrob Chemother. 2006;57(6):1116-21.
12) Blondeau JM, et al: Mutant Prevention Concentrations of Fluoroquinolones for Clinical Isolates of *Streptococcus pneumoniae*. Antimicrob Agents Chemother. 2001;45(2):433-8.
13) Dong Y, et al: Effect of Fluoroquinolone Concentration on Selection of Resistant Mutants of *Mycobacterium bovis* BCG and *Staphylococcus aureus*. Antimicrob Agents Chemother. 1999;43(7):1756-8.

〈閉塞性肺炎の国内報告〉

14) Gabazza E, et al: Obstructive pneumonitis in lung cancer patients-a retrospective study. Nihon Kyobu Shikkan Gakkai Zasshi. 1992;30(10):1820-4.

〈肺化膿症の治療マネジメント〉

15) Levison ME, et al: Clindamycin Compared with Penicillin for the Treatment of Anaerobic Lung Abscess. Ann Intern Med. 1983;98(4):466-71.

〈化学療法中の肺感染症〉

16) Vento S, et al: Lung infections after cancer chemotherapy. Lancet Oncol. 2008;9(10):982-92.

(園田　唯)

各論

6 ニューモシスチス肺炎

現場からのクリニカルクエスチョン

1. 免疫抑制患者におけるびまん性すりガラス陰影の鑑別は？
2. β-Dグルカン検査とPCR検査で診断できますか？
3. ニューモシスチス肺炎のリスクが高くなるステロイド投与量および投与期間は？

はじめに

　感染症が疑われる患者を目の前にした際に，その患者の背景にどのような免疫不全があるかをしっかりと評価する必要がある。肺炎であれば，好中球数減少（短期 or 長期），細胞性免疫不全，液性免疫不全などで，鑑別に挙がる病原体が大きく異なる。細胞性免疫不全の際に問題となる微生物は，βラクタム系などの一般的によく使用される抗菌薬では太刀打ちできないものも少なくない。また，細菌培養検査の結果をただ待つだけでは診断にたどり着かないことも多く，疑わしい病原体を鑑別に挙げて積極的に診断のための検査を行う必要がある。本項では細胞性免疫不全の患者に合併した肺炎の際に鑑別の上位に挙がるニューモシスチス肺炎について解説する。

症例：ニューモシスチス肺炎＋α

症例	悪性リンパ腫で2nd line治療中の白血球減少期の発熱およびCTでの軽微なすりガラス陰影を呈する63歳男性の患者
主訴	発熱

現病歴	濾胞性リンパ腫に対するR-CHOP療法6コースで部分奏効が得られたものの再増大傾向あり，6カ月前よりベンダムスチン＋リツキシマブ，治験薬を用いた2nd line治療を6コース実施し，CTによる評価で治療効果を認めた。CT評価日に6コース目の化学療法に伴う白血球減少（800/μL）を呈し，G-CSF製剤を投与された。帰宅後より38℃の発熱あり，Standby治療として処方されていたシプロフロキサシンの内服を開始。2日後の再診時まで発熱が続き，治療評価CTで軽微なすりガラス陰影も認めていたため入院となった。
予防投与	アシクロビル，ペンタミジン吸入（1カ月ごと）
既往歴	高血圧，腎結石，慢性腎臓病
曝露歴	sick contactなし，動物接触なし，直近の温泉等の旅行歴なし
身体所見	身長157cm，体重56kg。血圧96/57mmHg，脈拍119回/分・整。呼吸数18回/分，体温37.2℃，SpO$_2$ 98%（室内気）
検査所見	
血液検査	WBC 2,000/μL（好中球900/μL，リンパ球540/μL，CD4 66/μL），Hb 10.7g/dL，Plt 10.6×10^4/μL，AST 25U/L，ALT 12U/L，LDH 363U/L，T-Bil 0.5mg/dL，Cr 1.19mg/dL，BUN 16mg/dL，Na 135mEq/L，K 4.5mEq/L，Cl 102mEq/L，CRP 3.16mg/dL，IgG 433mg/dL，β-Dグルカン220.8pg/mL
尿検査	糖（−），蛋白（−），潜血（−），WBC＜1/HPF

胸部単純X線写真（入院当日）	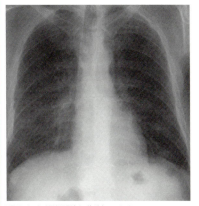 明らかな浸潤影を指摘できない
胸部単純CT検査（入院2日前）	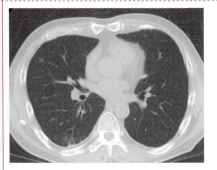 右肺下葉にわずかにすりガラス陰影を認める

この症例をどう考えるか

　発熱のみで，明らかな呼吸器症状に乏しい症例である。しかし，悪性リンパ腫に対する抗がん剤治療中で高度のリンパ球減少をきたしているような細胞性免疫不全のある症例において，軽微ではあるがCTでのすりガラス陰影やβ-Dグルカンの上昇を認めた場合には，ニューモシスチス肺炎（PCP）が鑑別に挙がる。PCPが鑑別に挙がるような細胞性免疫不全下に肺野のすりガラス陰影を呈する症例ではサイトメガロウイルス（CMV），RSウイルスや単純ヘルペスウイルスなどのウイルス性肺炎やマイコプラズマ肺炎も鑑別に挙がることが多い。また，免疫不全

下であっても非感染性病態（薬剤性，肺胞出血，肺水腫，器質化肺炎，過敏性肺臓炎など）も鑑別として忘れない（表1）。本症例はちょうど白血球増加途中のため，たとえ範囲の狭い浸潤影であっても今後急激に増大したり，新たな感染巣を示唆する所見の出現や，免疫回復に伴う急激な症状増悪がみられる可能性もあり，的確な診断のためには日々の丁寧な診察・アセスメントが必要である。

表1　免疫不全者の広範なすりガラス陰影所見

原因	頻度
肺水腫	23（46.0％）
感染症（CMV，PCP）	12（24.0％）
特発性器質化肺炎（心臓移植後，造血幹細胞移植後）	2（4.0％）
薬剤性	2（4.0％）
急性呼吸促迫症候群	1（2.0％）
急性肺拒絶（肺移植後）	1（2.0％）

50例中41例で診断：リンパ増殖性疾患19例，がん化学療法後18例，固形臓器移植8例，HIV 6例，造血幹細胞移植3例　　　　　（文献10より一部改変）

診断と経過

　主治医はPCPを鑑別の筆頭と考え，ST合剤（スルファメトキサゾール/トリメトプリム）による腎機能の増悪を避けるため入院当日よりアトバコン750mg 1日2回による治療を開始した。好中球数減少時の発症でもあり細菌性肺炎の可能性を考慮しタゾバクタム・ピペラシリン，糸状真菌感染症の可能性を考慮しボリコナゾール300mg 1日2回も併用した。入院第3病日にCMV抗原血症検査（C7-HRP）が706/50,000個と高値であることが判明したため，CMV肺炎の可能性も考慮しガンシクロビル2.5mg/kg 12時間ごとの投与を開始した。入院第3病日に再検したCT検査ですりガラス陰影の増悪（図1）があり，翌日に気管支鏡検査を予定した。しかし第4病日の酸素化の急激な悪化（8L/分の酸素投与）に伴い気管支鏡検査が実施できなくなり，喀痰での細胞診検査とともにCMV迅速培養同定検査（シェルバイアル法）およびPCR，ニューモシスチスのPCR検査を提出した。また，

呼吸状態の悪化を受けてアトバコンをST合剤12g/日へ変更し，プレドニゾロンも併用（80mg 5日，40mg 5日，20mg 11日間の計画）を開始したところ酸素化は改善傾向となった。その後，喀痰細胞診検査ではCMV免疫染色のみの陽性であったものの，PCP-PCR，CMV-PCRおよびCMVのシェル

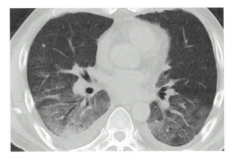

図1　第3病日のCT検査
すりガラス陰影は増悪傾向を認めた

バイアル法のいずれもが陽性と判明したため，経過よりPCPとCMV肺炎の合併と診断し，タゾバクタム・ピペラシリンおよびボリコナゾールを中止した。

第8病日に33/50,000個まで低下したC7-HRP検査が12病日に再び405/50,000個まで増加したため，プレドニゾロンを第17病日にかけて早期に終了し，再びC7-HRPは減少傾向となった。ST合剤は3週間で終了した。

ニューモシスチス肺炎

　以前はニューモシスチス肺炎の原因病原体は*Pneumocystis carinii*とされカリニ肺炎と呼ばれていたが，ヒトに感染するのは別の種であることが判明し，これを*Pneumocystis jirovecii*と命名し，現在はニューモシスチス肺炎（PCP：**P**neumocystis **p**neumonia）と呼ばれる。

　悪性腫瘍患者におけるPCPはいくつかの報告があり，特に急性骨髄性白血病や悪性リンパ腫などの血液悪性腫瘍患者や造血幹細胞移植後の発症における発症が知られている[1,2]。一方固形腫瘍患者では横紋筋肉腫や乳がん，肺がんのほか中枢神経原発や脳転移のある固形悪性腫瘍患者などが代表的な疾患として知られる[3〜7]。

診断のポイント

　HIV症例では多くのPCPが緩徐な経過であるのと対照的に，非HIV症例では発熱や乾性咳嗽，呼吸不全を伴った急激な発症が典型的であり，死亡率も30〜60%と高い[7]（**表2**，**3**）。画像所見の割に聴診所見が乏しい点は特徴的である。しかし，PCPに特異的な臨床症状はなく，患者背景から鑑別に挙げることが診断のための第1歩となる。

表2 Non-HIV-PCPとHIV-PCPの臨床像の違い

Non-HIV-PCP	・びまん性陰影・低酸素血症 ・進行急速（1週間前後） ・菌量少なく，検出困難 ・より重症，予後も悪い ・免疫の指標（CD4リンパ球など）の低下，減少は必発ではない
HIV-PCP	・びまん性陰影・低酸素血症 ・進行緩徐（1〜2カ月） ・菌量多く，菌検出容易 ・予後は比較的良好 ・CD4リンパ球の低下が必発

（文献11より引用）

表3 Clinical Pearl—非HIV症例におけるニューモシスチス肺炎

・HIV陰性患者でもPCPは起こりうると考えるべき
・HIV陰性免疫抑制患者の肺炎でもPCPを鑑別に入れること
・HIV陰性PCP患者の予後は悪い
　➡真菌量は少ないが重症度は高く，呼吸不全も多い
・真菌量が少ないので，PCPが疑われたら複数の場所でBALを採取し，肺生検も考慮するべきである
・予後の改善には早期の治療開始が最重要である

（文献4より一部改変）

画像所見について

すりガラス陰影は非特異的な所見であり，鑑別は多岐にわたる。画像所見のみで1つの疾患に決めつけないこと

今回の症例のように発症初期には胸部単純X線写真検査では浸潤影がはっきりしない症例もみられる。このため疑わしい症例では高分解能CT検査を考慮する。CTでも非常に淡いすりガラス陰影しか呈していない場合にはdark bronchusサインも参考となる（図2）[8]。非HIV症例における典型的画像所見はびまん性の両側性の間質性陰影である（図3）。時に孤立・多発性結節影，空洞形成や気胸などを呈することもある。悪性腫瘍症例のPCPの約4割にconsolidationを伴う気管支血管束の肥厚所見（図4）や胸壁から2〜3cm程度のあたりに気管支血管束と交差するような水平方向の陰影（図5）が見られたことが国内から報告されている[9]。ただし，本症例のようにCT上すりガラス陰影を示す感染症はPCPのみとは限らずウイルス性疾患なども鑑別に挙がる。加えて表1[10]のように免疫不全下の患者における広範なすりガラス陰影の原因は実際には肺水腫などの非感染性病態の頻度が高いとの報告もあり，幅広く鑑別を考える必要がある。

検査所見について

患者背景や身体所見などから大まかな検査前確率を推定した上で検査結果を判断する

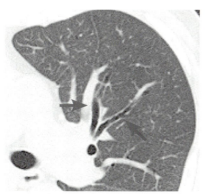

図2 70歳男性，HIV症例
"Dark bronchus" appearance：気管内のAir濃度と肺野濃度を比較すると，肺野の濃度上昇があることがわかる
（文献8より引用）

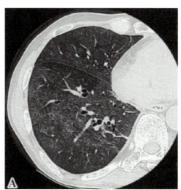

図3 76歳男性，食道がん
非血行性分布のすりガラス陰影
（文献9より引用）

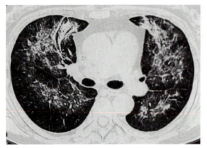

図4 60歳女性，非ホジキンリンパ腫

気管支血管束の肥厚とともに牽引性病変，小葉間隔壁の肥厚などが見られる

（文献9より引用）

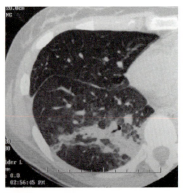

図5 58歳男性，非ホジキンリンパ腫

すりガラス陰影に加えて，胸壁から2〜3cm程度のところに水平方向の陰影を認める

（文献9より引用）

　*Pneumocystis jirovecii*は培養で検出できるものではなく，鑑別に挙げ，積極的な診断検査を行うことで初めて診断が可能となる。HIV症例における誘発喀痰での感度が50％台との報告がある[12]。非HIV症例では菌量が少ないため検査の感度が低く[13]（**表2**），さらに良質な喀痰の採取が困難な症例も多いためより積極的に気管支鏡検査を検討したい。非HIV症例では進行が早く，呼吸不全の進行によって気管支鏡検査を実施するタイミングを逃すことのないように注意する。気管支鏡検査の実施が困難な症例においては，喀痰細胞診検査も有用な診断ツールのひとつである。Diff Quick染色や酵素抗体染色，トルイジンブルー染色，グロコット染色などを用いることで感度が上昇する[12, 14, 15]。

　血液腫瘍患者を中心とした非HIV症例における呼吸器検体でのPCR検査特性として感度87.2％，特異度92.2％という報告[16]があるが，この検査単独でのPCPの診断，除外は困難である。検査前確率を見積もり，検査結果を正しく解釈する必要がある（たとえばこのPCRの検査精度であれば，検査前確率40％での陽性的中率は約88％だが，検査前確率が5％の場合約37％まで低下する。つまり陽性結果の2/3は偽陽性となる）。また，*P. jirovecii*は無症状の定着菌として存在するこ

とがあり[17]，健常者においても約2割が保菌しているとされ[18]，偽陽性の一因となる。その他 P. jirovecii の細胞壁成分である β-D グルカンの血清的検査も有用である。非HIV患者において感度85％，特異度73％という最近のメタ解析の報告があるが，他の真菌症でも陽性となる検査でありPCPに特異的ではなく，PCR検査と同様にこの検査単独での診断，除外はできない点に注意が必要である[19]。

治療のポイント

ST合剤が第一選択。ステロイドの併用はcontroversial

　非HIV症例に対するPCP治療の根拠となるデータは乏しい。トリメトプリム換算で15～20mg/kgのST合剤を3～4回にわけて点滴もしくは経口で投与されることが推奨される。治療期間はHIV症例での21日間と異なり，関与する真菌量が少ない非HIV症例では14日間とされることも多い[20]。副作用は皮疹や肝機能障害，消化器症状などが中心となるが，時に腎機能障害もみられる。代替薬のアトバコンは副作用が少ないものの，HIV症例を対象とした研究[21]で治療効果がST合剤に劣ることが知られている。ペンタミジンもST合剤の代替薬であり，主にHIVの症例において同等の効果が報告されている[22～24]。しかし7割以上の患者に副作用が出現し，治療完遂が困難な割合も高い[25]。また，PCPの治療開始初期に一過性の呼吸不全の増悪を認めることが経験されるが，HIV症例のようなグルココルチコイドの併用を支持するエビデンス[26]には乏しい[27]。

　非HIV症例では治療開始後の効果発現はHIV症例よりも早いとされ，治療開始4日が経過しても十分な反応が得られない場合には治療内容の変更を検討すべきである[5]。その場合には，前述の通りPCP以外の原因の関与についても再度検討を行うべきである。また，ST合剤による皮疹や消化器毒性などの副作用は，治療開始2週目にみられ始めることが多いことが知られており[5]，早期に外来治療へ移行する際には注意が必要である。

ニューモシスチス肺炎の予防

> がん患者においてはプレドニゾロン16〜20mg/日×4週間以上が1つの目安

　急性白血病，固形臓器移植，自家造血幹細胞移植患者の研究を対象としたメタ解析（6.2%のPCP発生率の集団）においてST合剤による予防は，予防なしの場合と比較すると，PCP発生のリスク比が0.15（95%信頼区間：0.04-0.62），PCP関連死亡のリスク比は0.17（95%信頼区間：0.03-0.94）と報告され，その予防効果が示された[28]。GreenらはST合剤の副作用を勘案し，不利益が予防の利益を上回る罹患率を3.5%と計算し，予防投与が有用な基礎疾患として同種造血幹細胞移植，急性リンパ性白血病，固形臓器移植，重症複合免疫不全症，多発血管炎性肉芽腫症（ウェゲナー肉芽腫症），横紋筋肉腫を挙げている[29]。今回の症例で用いられたベンダムスチンに関しては，PCPを増加させるといった明らかな報告はないものの，臨床試験では90%以上の症例に500/μL未満のリンパ球減少をきたすといった報告もあり，予防投与を推奨する声もある[30]。近年は複数のガイドラインでハイリスク症例（造血幹細胞移植患者，急性リンパ性白血病患者，プリンアナログ製剤や抗胸腺グロブリン，アレムツズマブ，放射線治療併用テモゾロミド投与症例，ステロイド長期投与症例など）に対するST合剤等による予防が推奨されている[6, 31〜33]。また，市販後にそのリスクが判明する新規薬剤もあり，今後も新規の抗がん剤や免疫抑制薬が登場する中で，予期せぬ症例におけるPCP発症には十分な注意が必要である。

　ST合剤の代替薬としてペンタミジンの吸入やアトバコンがある。ペンタミジンの吸入はST合剤と比較して副作用は少ないものの効果は劣るとされ[34〜36]，加えて気道刺激性による咳込みや手技が煩雑であることなどの問題点もある。アトバコンはペンタミジン吸入と同程度の効果との報告[37]があるが，薬価（1日約3,500円）や味覚の問題などもある。

CMV肺炎

　CMV肺炎も発熱，咳嗽などの非特異的症状を呈し，典型的な画像所見はPCPと同様の両肺の広範なすりガラス陰影を呈する。両者を比較すると，結節影の存在，Tree-in-budパターン，HaloサインがCMV肺炎に多く，肺尖部病変や，濃淡のあるモザイクパターン，より広範な分布などがよりPCPに多くみられるとの報告がある[38, 39]。リスク因子は細胞性免疫不全などPCPが多く重複し，多くの場合この両者は同時に鑑別に挙がる。気管支肺胞洗浄液の細胞診や肺生検組織診での巨細胞封入体所見が診断の根拠となる。CMV免疫染色も参考所見となる。そのほか下気道検体での迅速ウイルス培養検査（シェルバイアル法）やCMV-PCR検査，CMV抗原血症なども診断の参考となるが，細菌培養検査＋PCPの検査と同様にこれらの検査陽性＝感染症ではない点に注意が必要である。治療はガンシクロビル5mg/kg 12時間ごとが用いられる。ホスカルネットも治療薬として存在するが，国内では造血幹細胞移植患者やHIVのみに適応がある。今回のようにPCPとの合併に関する報告は少数ある。HIV領域ではステロイドの併用が予後の悪化につながるとの報告があり，PCP治療にステロイドを併用した際には十分な注意が必要である[40]。

感染症診療のロジック

- 患者背景：悪性リンパ腫再発への化学療法中，リンパ球減少
- 臓器：下気道
- 原因微生物：*Pneumocystis jirovecii*，サイトメガロウイルス
- 抗菌薬：ニューモシスチス肺炎：ST合剤
　　　　　サイトメガロウイルス肺炎：ガンシクロビル＋早期のステロイド減量
- 適切な経過観察：
  - ニューモシスチス肺炎：2〜3週間の治療
  - サイトメガロウイルス肺炎：数週間（決まった治療期間は存在しない）

この症例のポイント

❶ 細胞性免疫不全下の肺野のすりガラス陰影を呈する感染症としてはPCP，CMV肺炎が鑑別の上位となるが，非感染性病態も含めた鑑別疾患につき検討を要する。
❷ 免疫不全患者における感染症診断は1つとは限らない。
❸ 検査結果の解釈には検査前確率の見積もりが必要。
❹ PCPに対する予防治療下でも発症することがある。
　➡ 特にペンタミジンの吸入の場合は手技の不備の可能性もある。
❺ 非HIV症例とHIV症例ではPCPの特徴が異なる（表2, 3）。

文献

〈MDアンダーソンがんセンターでの1990〜2003年の後方視的研究〉
1) Torres HA, et al: Influence of type of cancer and hematopoietic stem cell transplantation on clinical presentation of *Pneumocystis jiroveci* pneumonia in cancer patients. Eur J Clin Microbiol. 2006; 25(6): 382-8.

〈1997〜2002年のフランスでの移植後患者における後方視的研究〉
2) De Castro N, et al: Occurrence of *Pneumocystis jiroveci* pneumonia after allogeneic stem cell transplantation: a 6-year retrospective study. Bone Marrow Transplant. 2005; 36(10): 879-83.

〈メモリアルスローンケタリングがんセンターでの1978〜1989年の後方視的研究〉
3) Sepkowitz KA, et al: Pneumocystis carinii pneumonia among patients without AIDS at a cancer hospital. JAMA. 1992; 267(6): 832-7.

〈教育的なnon-HIV患者のPCPケースレポート＋総説〉
4) El Ghoul R, et al: Fever and dyspnea in a 61-year-old woman with metastatic breast cancer. Chest. 2009; 136(2): 634-8.

〈PCPの総説〉
5) Catherinot E, et al: Pneumocystis jirovecii Pneumonia. Infect Dis Clin North Am. 2010; 24(1): 107-38.

〈造血幹細胞移植の感染症予防ガイドライン〉
6) Tomblyn M, et al: Guidelines for preventing infectious complications among hematopoietic cell transplantation recipients: a global perspective. Bio Blood Marrow Transplant. 2009; 15(10): 1143-238.

〈Non-HIV患者のPCPの総説〉
7) Tasaka S, et al:Pneumocystis jirovecii pneumonia in non-HIV-infected patients in the era of novel immunosuppressive therapies. J Infect Chemother. 2012;18(6):793-806.
8) 砂金秀章, 他:実践! 画像診断Q&A このサインを見落とすな. レジデントノート. 2014;15(15):2750.

〈HIVとNon-HIV患者のPCPの画像所見比較〉
9) Tasaka S, et al:Comparison of clinical and radiological features of *Pneumocystis* pneumonia between malignancy cases and acquired immunodeficiency syndrome cases:a multicenter study. Intern Med. 2010;49(4):273-81.

〈すりガラス陰影所見を伴う症例の原因に関する2007～2013年の単施設後方視的研究〉
10) Hewitt MG, et al:The relative frequencies of causes of widespread ground-glass opacity:a retrospective cohort. Eur J Radiol. 2014;83(10):1970-6.
11) 德田 均:ニューモシスチス肺炎のすべて. ニューモシスチス肺炎研究会 編. 克誠堂出版, 2014, p44.
12) Pitchenik AE, et al:Sputum examination for the diagnosis of *Pneumocystis carinii* pneumonia in the acquired immunodeficiency syndrome. Am Rev Respir Dis. 1986;133(2):226-9.
13) Jacobs JA, et al:Bronchoalveolar lavage fluid cytology in patients with Pneumocystis carinii pneumonia. Acta Cytol. 2001;45(3):317-26.

〈Diff quick染色, トルイジンブルーO染色の有用性に関する報告〉
14) Kovacs JA, et al:Diagnosis of *Pneumocystis carinii* pneumonia:improved detection in sputum with use of monoclonal antibodies. N Engl J Med. 1988;318(10):589-93.
15) Silva RM, et al:Induced sputum versus bronchoalveolar lavage in the diagnosis of *pneumocystis jiroveci* pneumonia in human immunodeficiency virus-positive patients. Braz J Infect Dis. 2007;11(6):549-53.

〈フランスの病院における2002～2005年のNon-HIV患者のPCR検査精度の報告〉
16) Azoulay E, et al:Polymerase chain reaction for diagnosing pneumocystis pneumonia in non-HIV immunocompromised patients with pulmonary infiltrates. Chest. 2009;135(3):655-61.
17) Ponce CA, et al:*Pneumocystis* colonization is highly prevalent in the autopsied lungs of the general population. Clin Infect Dis. 2010;50(3):347-53.
18) Morris A, et al:Colonization by *Pneumocystis jirovecii* and its role in disease. Clin Microbiol Rev. 2012;25(2):297-317.

〈HIV, non-HIV患者におけるβ-DグルカンのPCP診断における精度のメタ解析〉
19) Li WJ, et al:Diagnosis of pneumocystis pneumonia using serum (1-3)-β-D-Glucan:a bivariate meta-analysis and systematic review. J Thorac Dis.

2015;7(12):2214-25.

〈ST合剤の投与量の根拠となっている研究のひとつ〉

20) Winston DJ, et al：Trimethoprim-sulfamethoxazole for the treatment of Pneumocystis carinii pneumonia. Ann Intern Med. 1980;92(6):762-9.

21) Hughes W, et al：Comparison of atovaquone (566C80) with trimethoprim-sulfamethoxazole to treat Pneumocystis carinii pneumonia in patients with AIDS. N Engl J Med. 1993;328(21):1521-7.

22) Wharton JM, et al：Trimethoprim-sulfamethoxazole or pentamidine for *Pneumocystis carinii* pneumonia in the acquired immunodeficiency syndrome：A prospective randomized trial. Ann Intern Med. 1986;105(1):37-44.

23) Sattler FR, et al：Trimethoprim-sulfamethoxazole compared with pentamidine for treatment of *Pneumocystis carinii* pneumonia in the acquired immunodeficiency syndrome：A prospective, noncrossover study. Ann Intern Med. 1988;109(4):280-7.

24) Klein NC, et al：Trimethoprim-sulfamethoxazole versus pentamidine for Pneumocystis carinii pneumonia in AIDS patients：results of a large prospective randomized treatment trial. AIDS. 1992;6(3):301-5.

25) O'Brien JG, et al：A 5-year retrospective review of adverse drug reactions and their risk factors in human immunodeficiency virus-infected patients who were receiving intravenous pentamidine therapy for *Pneumocystis carinii* pneumonia. Clin Infect Dis. 1997;24(5):854-9.

〈ステロイド併用に関する研究　米国での後視的研究で予後改善の可能性を示唆〉

26) Pareja JG, et al：Use of adjunctive corticosteroids in severe adult non-HIV *Pneumocystis carinii* pneumonia. Chest. 1998;113(5):1215-24.

〈ステロイド併用に関する研究　韓国での後視的研究で予後は変わらず〉

27) Moon SM, et al：Outcomes of moderate-to-severe *Pneumocystis* pneumonia treated with adjunctive steroid in non-HIV-infected patients. Antimicrob Agents Chemother. 2011;55(10):4613-8.

〈高リスク患者を対象としたPCP予防のメタ解析研究〉

28) Stern A, et al：Prophylaxis for Pneumocystis pneumonia (PCP) in non-HIV immunocompromised patients. Cochrane Database Syst Rev. 2014;10:CD005590.

〈PCP予防のメタ解析研究〉

29) Green H, et al：Prophylaxis of *Pneumocystis* pneumonia in immunocompromised non-HIV-infected patients：systematic review and meta-analysis of randomized controlled trials. Mayo Clin. 2007;82(9):1052-9.

30) Abkur TM, et al：Pneumocystis jiroveci prophylaxis in patients undergoing Bendamustine treatment：the need for a standardized protocol. Clin Case Rep.

2015;3(4):255-9.
31) Neumann S, et al: Primary prophylaxis of bacterial infections and *Pneumocystis jirovecii* pneumonia in patients with hematological malignancies and solid tumors: guidelines of the Infectious Diseases Working Party (AGIHO) of the German Society of Hematology and Oncology (DGHO). Ann Hematol. 2013;92(4):433-42.

〈日本の発熱性好中球減少症のガイドライン（有料）〉
32) 日本臨床腫瘍学会 編：発熱性好中球減少症（FN）診療ガイドライン，南江堂，2012．

〈がん患者の感染症対策ガイドライン（閲覧には要登録）〉
33) NCCNガイドライン [http://www.nccn.org/professionals/physician_gls/f_guidelines.asp]
34) Hardy WD, et al: A controlled trial of trimethoprim-sulfamethoxazole or aerosolized pentamidine for secondary prophylaxis of *Pneumocystis carinii* pneumonia in patients with the acquired immunodeficiency syndrome-AIDS Clinical Trials Group Protocol 021. N Engl J Med. 1992;327(26):1842-8.
35) Vasconcelles MJ, et al: Aerosolized pentamidine as pneumocystis prophylaxis after bone marrow transplantation is inferior to other regimens and is associated with decreased survival and an increased risk of other infections. Biol Blood Marrow Transplant. 2000;6(1):35-43.
36) Kimura M, et al: Comparison of trimethoprim-sulfamethoxazole and aerosolized pentamidine for primary prophylaxis of *Pneumocystis jiroveci* pneumonia in immunocompromised patients with connective tissue disease. Rheumatol Int. 2008;28(7):673-6.
37) El-Sadr WM, et al: Atovaquone compared with dapsone for the prevention of *Pneumocystis carinii* pneumonia in patients with HIV infection who cannot tolerate trimethoprim, sulfonamides, or both. Community Program for Clinical Research on AIDS and the AIDS Clinical Trials Group. N Engl J Med. 1998;339(26):1889-95.
38) Vogel MN, et al: Differences and similarities of cytomegalovirus and pneumocystis pneumonia in HIV-negative immunocompromised patients-thin section CT morphology in the early phase of the disease. Br J Radiol. 2007;80(955):516-23.
39) Kunihiro Y, et al: The usefulness of a diagnostic method combining high-resolution CT findings and serum markers for cytomegalovirus pneumonia and pneumocystis pneumonia in non-AIDS patients. Acta Radiol. 2015;56(7):806-13.
40) Kim T, et al: Outcomes of non-HIV-infected patients with Pneumocystis pneumonia and concomitant pulmonary cytomegalovirus infection. Scand J Infect Dis. 2012;44(9):670-7.

〈沖中敬二〉

コラム

▶ **PCPの予防が必要となるステロイド投与量の閾値は？**

どの程度の積算量から問題となるのかはしばしば議論となるが，過去には1日平均10mg以上または積算700mgの投与歴で感染症が増加するというメタ解析の報告がある[1]。National Comprehensive Cancer Network（NCCN）のガイドラインでは，"プレドニゾロン（PSL）換算20mg／日以上，4週以上のステロイド治療を受けるがん患者に対して予防投与を推奨する専門家も存在する"という書き方をしている。Mandellという教科書[2]にはがん患者の場合PSL換算16～20mg以上を4週間以上をリスクとしている。日本国内の膠原病を基礎疾患とした対象での検討では，①PSL換算1mg/kg以上，②PSL換算 0.5mg/kg以上かつ免疫抑制薬併用，③リンパ球400/mm^3，④IgG 700mg/dL以下の4項目のうち，①あるいは②，かつ，③または④に該当する症例が高リスクとされており，これらの対象へのST合剤による予防が有効であったとしている（http://www.allergy.go.jp/Research/Shouroku_03/18_tanaka_01.html）。近年がん診療の領域では抗腫瘍効果のみならず，制吐や緩和医療目的にステロイドが使用される機会も多い。直近のステロイド投与歴が最も重要ではあるものの，過去2～3年の投与もリスクとなりうるという報告もあり[3]，患者背景を検討する際には過去の投与量もさかのぼる必要がある点に注意が必要である。

文 献

〈予防投与が必要なステロイド閾値の際のLandmark的論文〉
1) Stuck AE, et al：Risk of infectious complications in patients taking glucocorticosteroids. Rev Infect Dis. 1989；11(6)：954-63.

〈感染症分野の代表的な教科書〉
2) Bennett JE, et al：Mandell, Douglas, and Bennett's Principles and Practice of Infectious Diseases, 8th Edition. Saunders, 2014, p3021.

3) Dixon WG, et al：Immediate and delayed impact of oral glucocorticoid therapy on risk of serious infection in older patients with rheumatoid arthritis：a nested case-control analysis. Ann Rheum Dis. 2012；71(7)：1128-33.

（沖中敬二）

各論

7 胸部異常陰影

現場からのクリニカルクエスチョン

① 肺結核を疑う画像所見は何ですか？
② 肺結核と鑑別すべき疾患は何ですか？
③ 肺がんの画像の特徴は何ですか？
④ 肺内の特徴的な陰影を見たら原因疾患が推測できますか？
⑤ 感染症によって陰影のタイプが異なりますか？

はじめに

　胸部単純X線写真でしか肺内の様子を見ることができなかった一昔前と違い，現在はCT（computed tomography）を用いて簡便かつ詳細に肺内を見ることができる．また，1968年にCTが出現してから半世紀近くが経ち，日進月歩の技術のおかげで，撮影に要する時間は著しく短縮し，画像の解像度も上昇している[1]．しかしながら，この高度な技術をもってしても，画像から原因疾患を判別するのは容易でないことも多い．そこで，ヒントとなるのが疾患ごとに存在する画像の特徴的な所見である．この疾患に特徴的な画像所見を押さえてCT画像を見ていくことは，肺の中でどういったことが起こっているのかを紐解く重要なカギとなるのである．
　本項ではCT画像を中心に，感染症と陰影の関連性を可能な限り詰めていくこととする．

症例：体重減少を伴う，結節影とリンパ節腫大

症例 以前より胸部異常陰影を指摘されていた72歳女性
主訴 全身倦怠感

現病歴	以前から胸部異常陰影を指摘されていたが，特に陰影の経時的変化を認めないため，経過観察の方針となっていた。ここ最近になって倦怠感が出現し，1年で5kgの体重減少を認めたため来院した。血液検査ではCRPは正常範囲ではあるがESRの亢進を認めた。胸部単純X線写真を撮影したところ右肺の数カ所に結節影を認めた。病歴と検査所見から，肺結核や非結核性抗酸菌症および肺がんを疑い精査加療目的に入院となった。
アレルギー歴	特記事項なし
既往歴	大腸がん術後，高血圧症，発作性心房細動（肺結核症の既往はなし）
生活歴	元タイピスト。喫煙なし。飲酒なし
家族歴	弟：肺結核症
接触歴	特記事項なし
身体所見	身長152cm，体重44kg。意識 JCS-0，血圧155/66mmHg，心拍数82回/分，呼吸数16回/分，体温37.5℃，SpO_2 96%（室内気）。全身状態はおおむね良好。眼球結膜黄染なし，眼瞼結膜貧血様変化なし，咽頭発赤なし，口腔内乾燥なし，頸静脈怒張なし。心音 S1→S2→S3（−）→S4（−），不整。肺音清。腹部平坦・軟，圧痛/反跳痛なし，筋性防御なし，腸蠕動音正常。四肢に圧痕性浮腫なし，チアノーゼなし
検査所見	
血液検査	WBC 5,000/μL，RBC 422万/μL，Hb 13.2g/dL，Plt 16.0×10^4/μL，血沈（1h）62mm，AST 22 IU/L，ALT 13 IU/L，LDH 234 IU/L，γ-GTP 9 IU/L，T-Bil 0.6mg/dL，BUN 11mg/dL，Cr 0.62mg/dL，Na 128mEq/L，K 3.9mEq/L，Cl 94mEq/L，CRP 0.23mg/dL
凝固	PT-INR 1.10，APTT 30.6sec，FG 554mg/dL，D-Dimer 2.2 μg/mL

微生物学的検査	喀痰塗抹Gaffky0号
喀痰細胞診	悪性細胞の検出なし
胸部単純X線検査	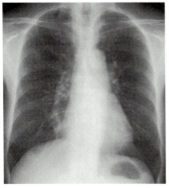 右上中肺野の数ヵ所に1cm程度の結節影あり，右中下肺野には淡い濃度上昇を認めた

この症例をどう考えるか

どこで何が起こっているのか（感染臓器・原因菌・重症度）？

　体重減少と倦怠感を認めており，これは肺結核症や悪性腫瘍で有名な持続する全身炎症のサインである。胸部単純X線写真の所見から肺結核症と肺がんを最も疑った。本態が感染症だった場合は以下のように考える。

　感染臓器：肺
　原因菌：不明
　重症度：中等症

診断につながる次の検査は？

　肺結核症を診断するには結核菌を証明する必要があり，肺がんを証明するには悪性細胞の検出が必要である。本症例では喀痰検査では証明しきれなかったので，さらなる検査として気管支鏡検査（BF）が考えられた。

肺結核症の病態は？

　結核予防会の報告によると，結核菌に曝露しても発病に至るのは5～10%のみである．また，これは免疫力が低下している患者に多く起こるとされる．発病しなかった場合でも，結核菌は体内に休眠状態で残存することがあると考えられている．この休眠状態の結核菌は，体内の石灰化として残存し，ホストの免疫力が低下したときに再燃をきたすことがある．この病態を二次結核と言い，本症例は，肺結核症の家族歴があり，肺門部リンパ節に明らかな石灰化があることから，二次結核と考えられる．

肺結核症の特徴的画像所見は？

　肺結核症の陰影はS1, S2, S1 + 2, S6に多く，その形態としてはtree-in-bud appearance(図1)が特に有名であろう．これは細気管支内に乾酪壊死物質が充満した状態を表しており，結核菌がactiveな状態を見ている．そのほかにもactiveな肺結核症が示すことの多い所見としては，以下が挙げられる[2,3]．

①consolidation
②結節影
③satellite lesion
④空洞形成
⑤すりガラス陰影

　また，喀痰の抗酸菌塗抹が陽性の場合と陰性の場合を比較した報告において，塗抹が陽性の場合には以下の所見が多くみられるとされている[4]．

①小葉中心性の粒状影
②tree-in-bud appearance
③consolidation
④空洞形成

　したがって，これら4つの所見がある場

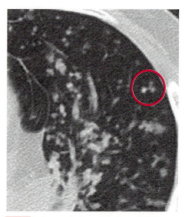

図1　tree-in-bud appearance

合は,排菌している可能性が高いので,空気感染対策を講じる必要性が高まってくる.本症例は入院時の喀痰抗酸菌塗抹は陰性であったが,小葉中心性の粒状影,tree-in-bud appearance, consolidationを認めていたため,排菌している可能性が高く,入院時から空気感染対策を施行した.

現在の結核菌の治療薬に対する耐性状況は？

結核の標準的な治療に用いる抗結核薬のうちリファンピシンとイソニアジドの2剤に耐性を持つ結核菌を多剤耐性結核菌と呼ぶ.世界情勢の視点で見ると,この多剤耐性結核菌の割合は先進国以外で多い傾向にある(特に,東欧や西南アジア,南米,アフリカに多い傾向が見られる)[5].さらに注意が必要なのは,結核が再燃した場合は耐性率が上昇することである(図2, 3).これをふまえると,多剤耐性菌を生じうる中途半端な治療は避けるべきであり,DOTS (directly observed treatment short-course)戦略*の重要性が実感できる.わが国の多剤耐性菌の割合は初期治療例で0.4%,再燃例で4.1%という結果であった[6].

＊DOTS戦略：患者が治療を規則的に継続する支援として,治療期間中に主治医と保健所は連携していく.そのために,医療者の目の前で患者に服薬しても

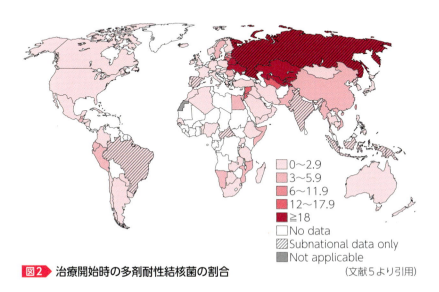

図2 ▶ 治療開始時の多剤耐性結核菌の割合　　　　　　　　（文献5より引用）

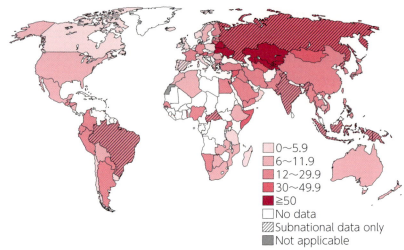

図3 結核が再燃した際の多剤耐性結核菌の割合　　　　（文献5より引用）

らったり，退院後も継続的に外来に来られやすいように配慮を行ったりする。また，主に保健師が，患者の家庭に訪問したり連絡したりすることで，決められた内服を欠かさないように支援する。

診断と経過

入院時に喀痰検査を施行したが，塗抹検査では有意菌を認めず，細胞診検査でも悪性細胞を認めなかった。また，胸部CT検査も施行したところ，右上葉から下葉にかけて小葉中心性の粒状影が無数に存在し，右肺門部リンパ節[7]に石灰化を認めた（図4～6）。以上から肺結核を最も疑わしいと考えBFを施行し，右肺のB2, 5, 8で擦過検査と気管支洗浄検査を行った。

気管支洗浄液から悪性細胞の検出は見られなかったが，Gaffky5号の抗酸菌が検出され，その後まもなく結核菌のPCRが陽性となった。日本国内初発の肺結核症の多剤耐性菌は0.4％であることをふまえて，薬剤感受性結果を待たずして，4剤併用療法［HRZE：イソニアジド（INH），リファンピシン（RFP），ピラジナミド（PZA），エタンブトール塩酸塩（EB）］の投与を開始した。その後判明した薬剤

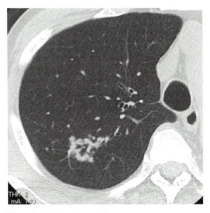

図4 粒状影の集簇による consolidation

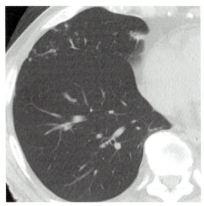

図5 小葉中心性の粒状影

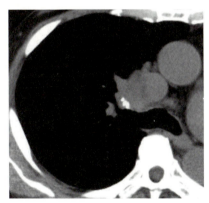

図6 リンパ節の石灰化

感受性検査では，4剤のいずれもsusceptibleの結果であった．内服開始後は，特に副作用の出現なく経過した．

診断のポイント

肺構造とCT所見の理解

　吸気が気道の最末端である肺胞に至るまで，無数に分岐する細気管支を経由する．また，小葉は多くの構造物で構成されており，狭義の間質と呼ばれる小葉を支える骨格や肺動脈/肺静脈，リンパ路，気管支動脈等が存在する（図7）．この

構造を理解することで,陰影の配置と陰影の本態の関係の理解を深めることができる。

小葉構造の中心周囲には終末細気管支〜呼吸細気管支〜肺胞道レベルの気道が通っている。したがって,気道を中心とした病変は小葉中心性の陰影をきたす可能性が高いことがわかる(図8)。小葉中心性分布は,その配置から等間隔の分布が多く,陰影が小葉間の隔壁や胸膜と重なることはない(図5)。その代表的な疾患は以下のとおりである。

- 過敏性肺臓炎
- 気管支肺炎
- びまん性汎細気管支炎(DPB)
- 二次性結核(気道散布性)
- 非結核性抗酸菌症
- マイコプラズマ

また,時にランダム性分布(図9)というまったく規則性のない陰影を見ること

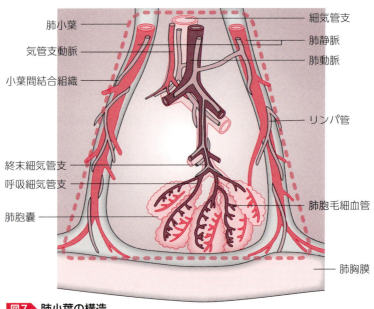

図7 肺小葉の構造

もある（図10）。これは小葉の中心や隔壁等の至るところに影響する疾患であるので、大抵の場合は血行性あるいはリンパ行性の疾患が多い。その代表的な疾患は以下のとおりである。

- 粟粒結核
- 悪性腫瘍の血行性転移
- 珪肺／炭坑夫肺
- 好酸球性肉芽腫症
- リンパ球浸潤性・増殖性肺疾患

このように、CT画像における陰影の位置関係は、我々に疾患の成り立ちを手ほどきしてくれるのである。ここでは詳述しないが、小葉辺縁を主座とする陰影や気管支血管束を主座とする陰影に関しても、同様に肺構造を理解して考えれば

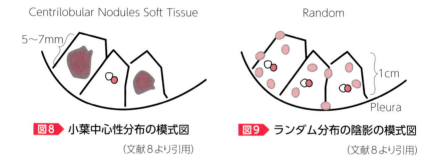

図8 小葉中心性分布の模式図
（文献8より引用）

図9 ランダム分布の陰影の模式図
（文献8より引用）

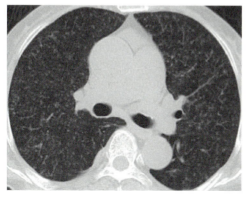

図10 粟粒結核

自ずと原因がみえてくるのである．ただし，これはconventional CTで撮られた平均値の画像では，詳細の評価は難しいことに留意が必要である．陰影の正確な把握には，high-resolution CT（HRCT）をお勧めする．

肺がんの画像所見

今回，肺結核症との鑑別疾患の上位として肺がんが考えられた．肺がんの画像所見は多彩であるが，組織型ごとに傾向がみられる．以下にその傾向をまとめていく．

①腺がん
- 気道末梢に存在する場合が多い．
- 胸膜陥入像（図11）
- スピキュラ（図12）
- 辺縁部のすりガラス陰影（図12）

②扁平上皮がん
- 気道中枢側に存在することが多い．
- 境界明瞭な充実性腫瘤（図13）
- 辺縁に分葉状の変化を伴うことが多い（図13）．

③小細胞がん
- 気道中枢側に存在することが多い．
- 境界明瞭な充実性腫瘤（図14）
- 気管支血管束や小葉間隔壁の肥厚
- リンパ節の腫大（図15）

④転移性肺がん
- 下葉の胸膜直下に多発する陰影が多い．
- 胃がんや膵がんの転移は肺胞上皮置換性（含気が保たれる部分はCT画像ですりガラス陰影となる）の陰影もとりうる（図16）．

また，結節内に石灰化を伴う場合は，多くが結核腫や過誤腫といった良性疾患であると言われている．したがって，結節影の原因が肺結核なのか肺がんなのか

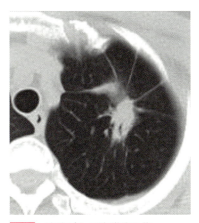

図11 肺腺がんの胸膜陥入像

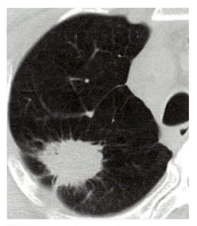

図12 肺腺がんのスピキュラと周囲のすりガラス陰影

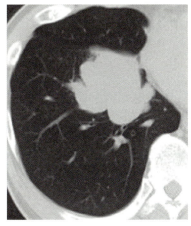

図13 充実性肺扁平上皮がんの辺縁分葉化

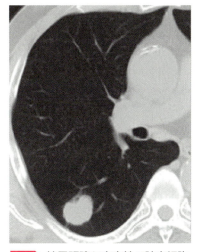

図14 境界明瞭な充実性の肺小細胞がん

迷った際には石灰化に注目することが一助になる。しかし，肺がんでも頻度は高くないが石灰化を認める場合があるので，その場合はその他の所見と病歴を併せて総合的に判断せざるをえない。

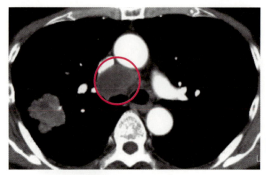
図15 肺小細胞がんと縦隔リンパ節腫大

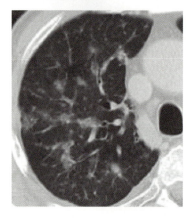
図16 肺胞上皮置換性増殖部位を認めた膵がんからの転移性肺がん

非結核性抗酸菌症の画像所見の特徴と肺結核症の画像との相違

　喀痰の抗酸菌塗抹が陽性となると，我々の脳裏にまず浮かぶのは肺結核であろう．しかし，抗酸菌塗抹陽性となったが，結果的に非結核性抗酸菌が検出されて肩透かしをされたような気持ちになることがある．もしも画像所見でこれらを区別することができれば，素早い治療介入や隔離といった感染予防の速やかな対策も可能となる．果たしてこの2つの類似疾患は，画像所見から鑑別はできるのであろうか．

　結核の画像所見に関しては前述しているのでそれを参考にされたい．一方の非結核性抗酸菌症に多くみられる画像所見は，

　①気管支拡張

　②斑状のconsolidation

③結節影

④空洞影

⑤tree-in-bud appearance

が挙げられる．また，非結核性抗酸菌症の中でも，陰影が上葉優位のものと中葉・舌区優位なもので画像所見の特徴が異なることがわかっている[7, 9, 10]．

上葉優位なものでは，結節影と空洞影が主体で，その周囲に経気道散布影が見られる．これは肺結核症の画像所見に類似しており，CT検査のみで鑑別することはかなり難しい（図17）．

また，中葉・舌区優位なものでは，気管支拡張と小葉中心性の小結節影が見られることが多い．この類はtree-in-bud appearanceを伴うこともある（図18，19）．

しかし，残念ながらいずれの部位でも肺結核は生じうることから，陰影の位置のみで肺結核症と非結核性抗酸菌症を鑑別することは容易でない．陰影の位置ではなく陰影の性状を比較した報告があるので紹介する．

結果は表1のようになっており，小結節・consolidation・空洞形成において肺結核症と非結核性抗酸菌症に差を認めなかった．その一方で，小葉間隔壁の肥厚は肺結核症で多くみられ，気管支拡張所見は非結核性抗酸菌症で多く認められた．また，肺内に存在する気管支拡張所見の個数も非結核性抗酸菌症で多いものであった[11]．この結果をふまえると，肺結核を疑った場合は，小葉間隔壁の肥厚（肺結核＞非結核性抗酸菌症）と気管支拡張症所見の存在（肺結核＜非結核性抗酸菌症）に注視することで，診断に近づくことができると考えられる．

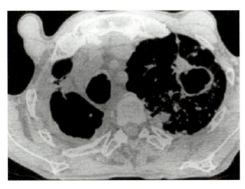

図17 上葉優位の非結核性抗酸菌症（空洞影と結節影）

（文献9より引用）

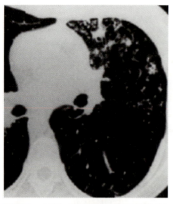

図18 中葉・舌区優位の非結核性抗酸菌症（小結節影）

（文献9より引用）

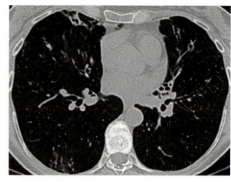

図19 中葉・舌区優位の非結核性抗酸菌症（気管支拡張と小粒状影）

（文献8より引用）

表1 非結核性抗酸菌症と肺結核症のCT所見の比較

画像所見	肺結核症	非結核性抗酸菌症
小結節	—	—
＜5mm	71%	56%
5〜10mm	11%	41%
結節影（1〜3cm）	38%	28%
腫瘤影（＞3cm）	11%	6%
consolidation	51%	53%
空洞影	36%	28%
気管支拡張	27%	94%
気道壁の肥厚	42%	97%
小葉間隔壁肥厚	51%	12%
気腫性変化	18%	19%
石灰化肉芽腫	13%	3%

（文献11より引用）

肺炎の原因菌別画像所見

　まず，肺炎の画像を考える上で，その成り立ちを理解することは重要である。具体的には，炎症の主座が肺胞にある肺炎（肺胞性肺炎）と気管支にある肺炎（気管支肺炎）を大別して理解することである。

　肺胞性肺炎は，肺胞で感染が起こると急速に広範な陰影を生じることが特徴的である。ここで，肺胞の構造を理解する必要があるので記述するが，肺胞にはKohn孔とLambert管という側副換気路が存在する。前者は肺胞と肺胞をつなぎ，後者は肺胞と細気管支をつないでいる迂回路である。肺胞で起こった感染の浸出液は，このネットワークを伝って容易に周囲の肺胞へと流れていく。したがって，肺胞性肺炎では，肺胞の区域を超えて（非区域性）陰影が拡大していくことも特徴である。進展していくと陰影は肺葉全体に及び（大葉性肺炎），罹患肺葉と健常肺葉の境界が明瞭化することもある。陰影の性状は，consolidation・すりガラス陰影・air bronchogramが特徴的である。また，代表的な原因菌に，肺炎球菌・*Klebsiella pneumoniae*・*Legionella pneumophila*・*Chlamydophila pneumoniae*が挙げられる。

　一方の気管支肺炎は，気管支/細気管支〜肺胞へと連続して拡大する肺炎である。1つの区域内に病変が多発することが特徴で，気管支/細気管支の壁肥厚と小葉中心性陰影を呈することが多い。また，これが進展すると，区域性のconsolidationを呈することになる。原因菌は肺胞性肺炎の原因菌以外と考えればよいが，具体的にはインフルエンザ桿菌・モラクセラ・カタラーリス・*Mycoplasma pneumoniae*・緑膿菌等が挙げられる。

　また，肺胞性肺炎と気管支肺炎の比較で，肺容量に注目した報告もある[12]。これによると，前者は肺容量が増大するのに対して，後者は肺容量が減少するとされる。肺胞性肺炎では，肺胞内に充満した浸出液が容易に周囲の肺胞も充満するため肺容量は増大する。一方，気管支肺炎では，気管支が炎症によって狭窄するため，より末梢気道の含気が失われることで肺容量は減少すると考えられている。

　次に原因菌別にCT画像所見を考えてみる。もちろん，「この原因菌はこういった画像である」とか「この画像はこの原因菌である」といった1対1対応で論ずるこ

とは不可能であるが，一般的な特徴を押さえずして読影力を高めることは難しいことも事実である。何事にも共通することではあるが，基本の土台があってからこそ応用が利くのである。簡単な特徴を以下にまとめる。

① 肺炎球菌（図20）
- 陰影は上葉＜下葉に存在する。
- すりガラス陰影とconsolidationが主体。
- 気管支壁肥厚と小葉中心性陰影と気管支拡張は少ない[13]。

② インフルエンザ桿菌（図21）
- COPD患者，DM患者，アルコール多飲者や担がん患者に多い。
- 約半数で混合感染を認める。
- すりガラス陰影や気管支壁肥厚，小葉中心性陰影が主体。
- consolidationや気管支拡張もしばしば見受けられる[14]。

③ モラクセラ・カタラーリス（図22）
- 陰影は上葉＜下葉に存在する。
- すりガラス陰影や気管支壁肥厚，小葉中心性陰影が主体。
- consolidationや気管支拡張や網状影もしばしば見受けられる[15]。

④ *K. pneumoniae*（図23, 24）
- アルコール多飲者，喫煙者，担がん患者，COPD患者に多い。
- 両肺に陰影を伴うことが多い。
- 約80％に混合感染を認める（緑膿菌や黄色ブドウ球菌等）[16]。
- すりガラス陰影とconsolidationと網状影が主体。
- 約半数で胸水貯留を認める。
- 気管支壁肥厚と小葉中心性陰影は少ない[17]。

⑤ 緑膿菌（図25）
- 市中よりも院内発症が多く，死亡率が非常に高い[18]。
- 両側多発する陰影が多く見られる。
- 担がん患者，喫煙者，心不全患者，DM患者，アルコール多飲者，COPD患者に多い。

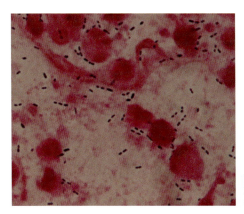

図20 莢膜が特徴的なグラム陽性双球菌の肺炎球菌

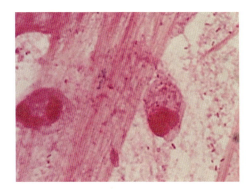

図21 小型なグラム陰性桿菌のインフルエンザ桿菌

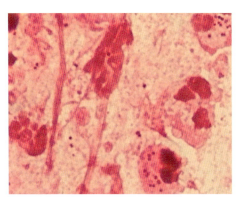

図22 グラム陰性球菌のモラクセラ・カタラーリス

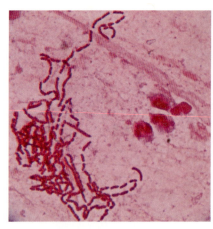

図23 大型なグラム陰性桿菌の *K. pneumoniae*

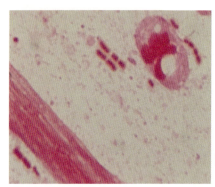

図24 ムコイドを産生している *K. pneumoniae*

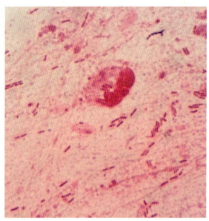

図25 小型なブドウ糖非発酵性グラム陰性桿菌の緑膿菌

- すりガラス陰影，気管支壁肥厚，consolidationが主体。
- 気管支血管束周囲の陰影や胸水もしばしば見受けられる[18, 19]。

⑥ *Legionella pneumophila*
- 気管支肺炎が主体ではあるが，炎症物質の肺胞内充満が強く肺胞性陰影が見られる。
- 両側多発性にすりガラス陰影とconsolidationが急速な進展をたどる。
- すりガラス陰影とconsolidationが混在する辺縁明瞭な陰影はレジオネラ肺炎に多く肺炎球菌性肺炎には少ない（63％ vs 9％）[20]。

⑦ *Mycoplasma pneumoniae*
- 小葉中心性の粒状影あるいは結節影と気管支血管束周囲の陰影が主体。
- 時にtree-in-bud appearanceも見られる[21, 22]。
- ニューモシスチス肺炎（pneumocystis pneumonia：PCP）と並んでCT所見で診断がつきやすいとされる[23]。

⑧ *Chlamydophila pneumoniae*
- すりガラス陰影，consolidation，小葉中心性陰影，網状影が主体[24, 25]。
- 再燃した場合は，網状影がより目立つようになるという報告がある[26]。

治療のポイント

　本症例は，肺結核症に対して4剤併用療法（HRZE）で治療した。4剤併用のレジメンであると，2カ月間HRZEを投与してから，その後に4カ月HRを投与することとなる。

　肺結核症が細菌性肺炎のような画像をとることがある。また，結核菌に対してはニューキノロン系抗菌薬の効果があることがわかっている。そのため，細菌性肺炎に対してニューキノロン系抗菌薬を使用したつもりが，肺結核症に対してニューキノロン系抗菌薬を使用してしまうことが起こりかねない。こうした中途半端な治療は，結核の発見を遅れさせる[27]ことや死亡率が1.82倍になる[28]ことが報告されている。それ故，我々は肺炎の治療を行う際には，原因菌を詰めていく努

力と安易にニューキノロン系抗菌薬を処方しないように努めることが重要となる。
　我々が臨床の現場で出合う感染症は，他の感染症と紛らわしいことや感染症以外の疾患と鑑別が必要となることは少なくない。つまり，感染症を診療する上で，感染症に関して知っていることだけでは不十分であり，鑑別に挙がる非感染症疾患の病態やnatural courseや検査所見に関しても把握しておく必要がある。感染症は全身疾患である以上，日頃からgeneralistとして研鑽を積むことが必要なのである。具体的に本症例では，肺結核症以外にも，非結核性抗酸菌症や原発性／転移性肺がんなどが鑑別疾患として考えられた。

感染症診療のロジック

- 患者背景：家族歴に結核罹患者あり
- 臓器：肺
- 原因微生物：結核菌
- 抗菌薬：4剤併用（HRZE）
- 適切な経過観察：
  - 自覚症状，身体所見，画像所見をメルクマールに経過観察

この症例のポイント

❶ 肺内に異常陰影を認めた場合は，その性状を把握する。
❷ 画像所見から考えられる疾患と病歴を照らし合わせて，より確からしい疾患を考える。
❸ 確からしい疾患に必要な検査を組み立てる。
❹ 肺結核が考えられる場合は，安易にニューキノロン系抗菌薬を用いない。

文献

〈CT検査の歴史〉
1） 国立科学博物館：技術の系統化調査報告 March 2008；12：85-160.

〈肺結核症の画像所見〉
2) Leung AN:Pulmonary Tuberculosis:The Essentials. Radiology. 1999;210(2):307-22.
3) Im JG, et al:Pulmonary tuberculosis:CT findings-early active disease and sequential change with antituberculous therapy. Radiology. 1993;186(3):653-60.

〈抗酸菌塗抹陽性の肺結核症の画像〉
4) Ko JM, et al:The relation between CT findings and sputum microbiology studies in active pulmonary tuberculosis. Eur J Radiol. 2015;84(11):2339-44.

〈肺結核症の耐性状況〉
5) WHO:Global tuberculosis report 2015.
6) Tuberculosis Research Committee(RYOKEN):Nationwide survey of anti-tuberculosis drug resistance in Japan. Int J Tuberc Lung Dis. 2015;19(2):157-62.

〈非結核性抗酸菌症の画像所見〉
7) Hartman TE, et al:Mycobacterium avium-intracellulare complex:evaluation with CT. Radiology. 1993;187(1):23-6.

〈感染性疾患の胸部画像〉
8) Ketai L, et al:Imaging Infection. Clin Chest Med. 2015;36(2):197-217.

〈非結核性抗酸菌症の画像所見〉
9) Hollings NP, et al:Comparative appearances of non-tuberculous mycobacteria species:a CT study. Eur Radiol. 2002;12(9):2211-7.
10) Lynch DA, et al:CT features of pulmonary Mycobacterium avium complex infection. J Comput Assist Tomogr. 1995;19(3):353-60.

〈非結核性抗酸菌症と肺結核症の画像比較〉
11) Primack SL, et al:Pulmonary tuberculosis and Mycobacterium avium-intracellulare:a comparison of CT findings. Radiology. 1995;194(2):413-7.

〈肺胞性肺炎と気管支肺炎の肺容量の比較〉
12) 大久保仁嗣, 他:CT画像でみる市中肺炎. 日本臨床微生物学雑誌. 2009;19(2):76-83.

〈肺炎球菌性肺炎における画像の特徴〉
13) Okada F, et al:Thin-section CT findings of patients with acute *Streptococcus pneumoniae* pneumonia with and without concurrent infection. Br J Radiol. 2012;85(1016):357-64.

〈インフルエンザ桿菌肺炎における画像の特徴〉
14) Okada F, et al:Radiological findings in acute *Haemophilus influenzae* pulmonary infection. Br J Radiol. 2012;85(1010):121-6.

〈モラクセラ・カタラーリス肺炎における画像の特徴〉
15) Okada F, et al:Pulmonary thin-section CT findings in acute *Moraxella catarrhalis* pulmonary infection. Br J Radiol. 2011;84(1008):1109-14.

〈クレブシエラ肺炎における画像の特徴〉
16) Okada F, et al:Clinical and pulmonary thin-section CT findings in acute *Klebsiella*

Pneumoniae pneumonia. Eur Radiol. 2009;19(4):809-15.
17) Okada F, et al:Acute *Klebsiella pneumoniae* pneumonia alone and with concurrent infection:comparison of clinical and thin-section CT findings. Br J Radiol. 2010;83(994):854-60.

〈緑膿菌肺炎における画像の特徴〉
18) Okada F, et al:Thin-section CT findings in *Pseudomonas aeruginosa* pulmonary infection. Br J Radiol. 2012;85(1020):1533-8.
19) Shah RM, et al:Spectrum of CT Findings in Nosocomial *Pseudomonas aeruginosa* Pneumonia. J Thorac Imaging. 2002;17(1):53-7.

〈レジオネラ肺炎の画像の特徴〉
20) Sakai F, et al:Computed Tomographic Features of *Legionella pneumophila* Pneumonia in 38 Cases. J Comput Assist Tomogr. 2007;31(1):125-31.

〈マイコプラズマ肺炎の画像の特徴〉
21) Tanaka N, et al:High Resolution CT Findings in Community-Acquired Pneumonia. J Comput Assist Tomogr. 1996;20(4):600-8.
22) Reittner P, et al:*Mycoplasma pneumoniae* Pneumonia Radiographic and High-Resolution CT Features in 28 Patients. Am J Roentgenol. 2000;174(1):37-41.
23) Reittner P, et al:Pneumonia:high-resolution CT findings in 114 patients. Eur Radiol. 2003;13(3):515-21.

〈クラミドフィラ肺炎の画像の特徴〉
24) Okada F, et al:*Chlamydia pneumoniae* Pneumonia and Mycoplasma pneumoniae Pneumonia:Comparison of Clinical Findings and CT Findings. J Comput Assist Tomogr. 2005;29(5):626-32.
25) Nambu A, et al:*Chlamydia Pneumoniae*:Comparison with Findings of *Mycoplasma Pneumoniae* and *Streptococcus Pneumoniae* at Thin-Section CT. Radiology. 2006;238(1):330-8.
26) McConnell CT Jr, et al:Radiographic appearance of *Chlamydia pneumoniae* (TWAR strain) respiratory infections. CBPIS Study Group. Community-based Pneumonia Incidence Study. Radiology. 1994;192(3):819-24.

〈肺結核症とニューキノロン系抗菌薬〉
27) Dooley KE, et al:Empiric Treatment of Community-Acquired Pneumonia with Fluoroquinolones, and Delays in the Treatment of Tuberculosis. Clin Infect Dis. 2002;34(12):1607-12.
28) van der Heijden YF, et al:Fluoroquinolone exposure prior to tuberculosis diagnosis is associated with an increased risk of death. Int J Tuberc Lung Dis. 2012;16(9):1162-7.

(園田　唯)

各論

8 カテーテル関連尿路感染症

現場からのクリニカルクエスチョン

❶ 尿検体はどこから採取すべきでしょうか？
❷ 治療期間はどれぐらいでしょうか？

はじめに

　がん患者の中で尿路感染症は頻度の高い疾患である[1]。それは，解剖の異常（腫瘍による尿路閉塞，腫瘍と尿路との瘻孔形成，回腸導管などの尿路変更術後）や人工物の存在（尿道カテーテル，尿管ステント，腎瘻）といった複雑性のリスク因子を抱えているためである。しかし尿路感染症の診断は意外に難しい。なぜなら，尿路感染症は他疾患が除外されてはじめて診断できるからである。「尿路感染症かな」と思ったときほど，「本当に尿路感染症でよいか？」という除外診断の姿勢を忘れずに患者対応に臨む必要がある。

症例：大腸菌によるカテーテル関連尿路感染症

症例 右側頭葉膠芽腫に対し腫瘍摘出術＋放射線治療を施行し，化学療法中の77歳男性

主訴 発熱

現病歴	誤嚥性肺炎で入院しアンピシリン・スルバクタム（ABPC/SBT）による7日間の治療で症状の改善を認め退院調整中であった。ABPC/SBT終了3日目（入院10日目）に38.4℃の発熱があり，熱源精査目的に感染症内科にコンサルトがあり対応した。
アレルギー歴	なし
既往歴	虫垂炎（虫垂切除術 47年前）
服用歴	レベチラセタム，バルプロ酸ナトリウム
生活歴	喫煙なし。飲酒なし
身体所見	血圧134/95mmHg，脈拍98回/分，呼吸数20回/分，体温38.4℃，SpO_2 98%（室内気）。GCS：E3V3M5。貧血・黄疸・点状出血なし。口腔内白苔なし。crackles wheeze，心雑音聴取せず。腹部軟，圧痛なし。CVA（肋骨脊椎角）叩打痛なし。関節に発赤・腫脹なし。CVポート刺入部に発赤・圧痛なし。下痢なし。デバイス：CVポート，尿道カテーテル
検査所見	
血液検査	WBC 15,430/μL，好中球80.9%，Hb 11.6g/dL，Plt 21.1×10^4/μL，AST 22 IU/L，ALT 29 IU/L，LDH 234U/L，ALP 236U/L，BUN 10.4mg/dL，Cr 0.52mg/dL，Na 135mEq/L，K 4.2mEq/L，Cl 100mEq/L，CRP 6.17mg/dL
尿検査	潜血（1+），蛋白（+/−），RBC 1-4/HPF，WBC 100以上/HPF 尿のグラム染色（尿道カテーテル入れ替え後） WBC（3+），GNR（3+）
喀痰のグラム染色	WBC（1+），上皮（1+），GPC cluster（1+）
胸部単純X線写真	肺野に浸潤影なし

この症例をどう考えるか

　入院患者の発熱の原因は約半数が感染症であり[2]，頻度の高い感染臓器は疫学的にある程度決まっている（図1）[3]。よって医療関連感染症の場合，頻度の高い

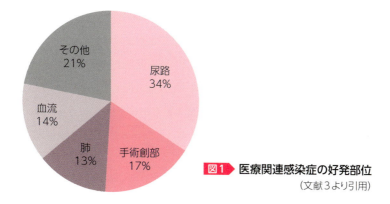

図1 医療関連感染症の好発部位
（文献3より引用）

感染臓器に特有の症状・所見に着目した診察は効率的であり，検査においてもいわゆるfever work upの3点セット［血液培養2セット，尿検査（一般・培養），胸部単純X線］は理に適っている。

症例は右側頭葉膠芽腫術後4カ月が経過した77歳男性で，誤嚥性肺炎で入院しABPC/SBTによる治療終了後3日目の発熱である。側腹部痛やCVA叩打痛といった典型的な上部尿路症状はないが，発熱＋細菌尿＋膿尿があり，尿道カテーテルが留置されている。カテーテル関連尿路感染症（catheter associated urinary tract infections：CA-UTI）という診断に傾く条件がそろっているかのように見えるが，CA-UTIはあくまでも除外診断である。特に感染臓器を絞り込む情報が少なければ少ないときほど，目先の情報に振り回されず，常に他疾患の可能性を考えながら病歴聴取と身体診察を繰り返し，必要に応じて画像検査を進めていく必要がある。

診断と経過

発熱以外に典型的な尿路症状には乏しいが，細菌尿＋膿尿を認めることからCA-UTIを"暫定診断"に据え置き，鑑別としてCVポート関連血流感染症の可能性を考えた。血液培養を2セット採取し，尿のグラム染色所見から腸内細菌（具体的には大腸菌，エンテロバクター，シトロバクター），または緑膿菌を想定しempiric therapyとしてセフェピム(CFPM)1g 8時間ごと静注を開始した。

血液培養の結果は陰性であり，CVポート関連血流感染症の可能性は低いと考えた。喀痰培養の結果はMRSAであったが，CFPM開始後より呼吸数は16回/分と落ち着いており，喀痰グラム染色のフォローで菌量の増加は認めなかったためコロナイゼーションと考えた。尿培養からは大腸菌が10^7CFU/mL検出され，感受性結果に従いアンピシリン(ABPC)2g 6時間ごと静注へ変更し，計7日間で治療を終了した。

カテーテル関連尿路感染症

尿路感染症は医療関連感染症の中でも頻度の高い疾患である。米国では医療関連感染症の12.9%が尿路感染症であり，このうち67.7%がカテーテル関連尿路感染症(catheter associated urinary tract infections：CA-UTI)といわれている[4]。

尿路カテーテルは尿路感染症の最大の危険因子であり，特に留置期間が重要である。カテーテル留置により1日当たり3〜8%が細菌尿を呈し，30日で患者のほぼ100%が細菌尿となる[5]。もちろん細菌尿を有する患者が必ずしも症候性の尿路感染症に至るわけではない。実際に症状を有するのは10〜25%であり，菌血症に至るのは4%未満といわれている[5]。ただし不要なカテーテルは速やかに抜去すべきであり，これがCA-UTI予防に最も有効な方法である。

無症候性細菌尿[6]

尿路感染の症状・所見がないにもかかわらず，尿培養で一定量の菌が検出される状態であり，女性であれば2回連続で同一菌が10^5CFU/mL以上，男性であれば1回でも10^5CFU/mL以上，カテーテル尿であれば1回でも10^2CFU/mL以上の菌が検出された場合である。無症候性細菌尿は男性に比べて女性に多く，高齢者や，尿路カテーテル留置期間が長くなるほど頻度が高くなる。治療対象は，妊婦と侵襲的な泌尿器科関連の術前患者であり，それら以外は治療対象とならない。

診断のポイント

米国感染症学会のガイドラインでは，以下の3つを満たした場合にCA-UTIと診断される[5]。

①尿路感染に一致する症状がある。
②$10^3$CFU/mL以上の1種類以上の菌がカテーテル尿から検出される（もし尿道カテーテル，恥骨上カテーテル，コンドームカテーテルが抜去された場合は，抜去してから48時間以内の中間尿から検出される）。
③ほかに感染源がない。

※尿路感染に一致する症状：新たに発症または増悪した発熱，悪寒，意識障害，倦怠感，活動性の低下，側腹部痛，CVA叩打痛，急性の血尿，下腹部の違和感，カテーテル抜去後も続く排尿障害・頻尿・恥骨上部痛

しかし，CA-UTIの診断は意外に難しい。その理由として以下の3つが考えられる。

①典型的な尿路症状が出にくい（発熱のみということは多い）

尿路感染の症状は，一般的に下部と上部の2つに分けられる。典型的な下部尿路症状は頻尿，排尿時痛，恥骨上部痛であり，上部尿路症状は発熱，悪寒戦慄，側腹部痛が典型的で，時に消化器症状を伴うことがある。しかしカテーテル留置患者の場合は，発熱以外の症状を認めないことが多い。また，患者が高齢の場合は，せん妄や昏睡，意識障害のみを呈することも少なくない[7]。さらに，認知機能の低下や鎮静された状態では，たとえ典型的な尿路症状があってもうまく訴えられない場合もある。典型的な尿路症状を呈さず，発熱や意識障害だけでは尿路感染症は否定も肯定も難しい。

②細菌尿・膿尿は無症候性細菌尿との鑑別の決め手にならない

尿検査では膿尿の有無を必ず確認する。膿尿とは尿$1mm^3$中に白血球が10個以上認められる状態であるが，ここでは「膿尿がない」という情報が重要となる。なぜなら，膿尿がない場合は尿路感染症以外の感染源が考えられるからである[5]。ただし，例外は尿管の完全閉塞と好中球減少症の場合である。

③他疾患の除外が必要

　尿路カテーテル留置患者が発熱＋細菌尿＋膿尿を呈した場合，必ずしもCA-UTIとは限らない．なぜなら，ほかの感染源が除外されるまでは，最後までCA-UTIと断定できないからである．しかしCA-UTIと，他疾患＋無症候性細菌尿，この両者を区別する絶対的な判断基準は存在しない．症状や身体所見に乏しいときほど，どうしても目の前のわかりやすい情報（発熱＋細菌尿＋膿尿）に飛びつきたくなるが，この時点でのCA-UTIはあくまでも"暫定診断"である．ここで思考停止に陥らず，他疾患の可能性を最後まで除外し続ける姿勢が重要である．

　CA-UTIによる菌血症は4％未満[5]ではあるが，他疾患の除外のためにも，治療開始前に血液培養を必ず2セット採取したい．尿培養と血液培養の結果が一致した場合はCA-UTIの可能性が高まるが，逆に一致しなかった場合，たとえば尿培養から大腸菌，血液培養から黄色ブドウ球菌が検出された場合は，CA-UTI以外の感染源を考えるきっかけになるからである．

治療のポイント

　CA-UTIの原因微生物を**表1**[8]に示す．単純性尿路感染症と同様に大腸菌が最も多いが，ほかの腸内細菌群や緑膿菌，腸球菌の頻度も高いことが特徴である．また，尿路カテーテルの留置期間が長期になると複数菌が検出されることも多く[9]，1カ月以上の留置で3〜5菌種検出されたという報告もある[10]．これは，長期留置されたカテーテルにはバイオフィルムが形成され，病原性とは無関係に複数の菌が定着していることが多いためである．検出菌が必ずしも原因微生物を反映しているとは限らないため，尿検体はカテーテル入れ替え後に採取することが推奨されている[5]．Shahらは，カテーテル入れ替え前（ポートから採取）と入れ替え後に採取した場合とを比較し，検出菌種の平均が前者2菌種／人に対して後者1菌種／人，多剤耐性菌検出率が前者63％に対して後者18％と報告している[11]．本症例のカテーテル入れ替え前後の尿グラム染色所見を呈示する（**図2**）．

　初期治療の抗菌薬選択は，グラム染色所見，患者の重症度と過去の培養結果，

表1 CA-UTIの原因微生物

原因微生物	
大腸菌	26.8%
緑膿菌	11.3%
Klebsiella(pneumoniae/oxytoca)	11.2%
Candida albicans	8.9%
Enterococcus faecalis	7.2%
プロテウス	4.8%
エンテロバクター	4.2%
Enterococcus faecium	3.1%

(文献8をもとに作成)

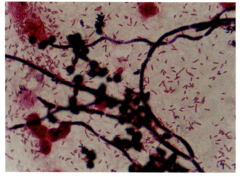

【尿グラム染色】
・多核白血球 3+
・GNR 3+
・GPR 2+
・酵母 2+

【尿培養】
・大腸菌 10^7
・コリネバクテリウム 10^7
・カンジダ 10^3

①カテーテル入れ替え前(ポートから採取)

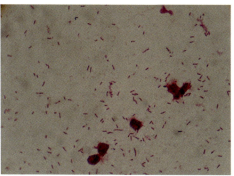

【尿グラム染色】
・多核白血球 3+
・GNR 3+
・GPR 1+/数視野検鏡で

【尿培養】
・大腸菌 10^7
・コリネバクテリウム 10^4

②カテーテル入れ替え後

図2 カテーテル入れ替え前後の尿グラム染色所見

施設のantibiogramを考慮しながら決定する。表2[12]に当科での処方例を示す。治療期間は，米国感染症学会のガイドラインでは治療に速やかに反応した場合は7日間，治療反応が遅い場合は10〜14日間が推奨されている[5]。修復困難な解剖の異常（たとえば，腫瘍による尿路と腸管の瘻孔形成など）が存在する場合は14日以上の抗菌薬投与を行うこともある。

　治療の効果判定は，尿路感染に特異的なパラメータ，バイタルサイン，尿のグラム染色で行うのがよい。CA-UTIの場合は発熱以外の典型的な尿路症状・所見に乏しいことも多いため，尿のグラム染色で菌量の低下を確認することは非常に重要である。抗菌薬開始後72時間を超えても発熱が持続する場合は，尿路閉塞や膿瘍形成などドレナージを要する病態がないか超音波検査や造影CT検査で確認する必要がある。また同時に「本当に尿路感染症以外の感染源がないか？」と，最後まで除外診断のスタンスを忘れないことが大切である。

表2　CA-UTIにおける抗菌薬の処方例

グラム染色	抗菌薬	投与量（1回）	投与間隔
グラム陰性桿菌	セフェピム	1g	8時間ごと
グラム陰性桿菌 ＋ グラム陽性球菌	タゾバクタム・ピペラシリン	4.5g	6時間ごと
	セフェピム ＋ バンコマイシン	1g 15〜20mg/kg	8時間ごと 12〜24時間ごと
グラム陽性球菌	アンピシリン	2g	6時間ごと
	バンコマイシン	15〜20mg/kg	12〜24時間ごと

（文献12をもとに作成）

感染症診療のロジック

- 患者背景：右側頭葉膠芽腫（腫瘍摘出術＋放射線治療，化学療法中）
- 臓器：カテーテル関連尿路感染症
- 原因微生物：大腸菌
- 抗菌薬：セフェピム→アンピシリンにde-escalation
- 適切な経過観察：
  - 治療開始翌日より解熱，尿のグラム染色で菌量の低下を確認
  - 計7日間の抗菌薬投与

この症例のポイント

❶ 尿路カテーテル留置患者で「発熱＋細菌尿＋膿尿」という情報のみでは，カテーテル関連尿路感染症はあくまでも暫定診断であり，ほかの感染源がないか最後まで除外診断のスタンスを忘れないことが大切である。

文　献

〈悪性腫瘍患者の医療関連感染における感染源〉
1) Yadegarynia D, et al：Current spectrum of bacterial infections in patients with cancer. Clin Infect Dis. 2003；37(8)：1144-5.

〈入院患者の発熱の原因〉
2) Arbo MJ, et al：Fever of nosocomial origin：etiology, risk factors, and outcomes. Am J Med. 1993；95(5)：505-12.

〈医療関連感染における感染源〉
3) Weinstein RA：Nosocomial infection update. Emerg Infect Dis. 1998；4(3)：416-20.

〈米国の複数州における医療関連感染症の有病率調査〉
4) Magill SS, et al：Multistate point-prevalence survey of health care-associated infections. N Engl J Med. 2014；370(13)：1198-208.

〈2009年IDSAのCA-UTIの診断・予防・治療に関するガイドライン〉
5) Hooton TM, et al：Diagnosis, prevention, and treatment of catheter-associated urinary tract infection in adults：2009 International Clinical Practice Guidelines from the Infectious Diseases Society of America. Clin Infect Dis. 2010；50(5)：625-63.

〈2005年IDSAの無症候性細菌尿の診断・治療に関するガイドライン〉
  6) Nicolle LE, et al:Infectious Diseases Society of America guidelines for the diagnosis and treatment of asymptomatic bacteriuria in adults. Clin Infect Dis. 2005;40(5):643-54.

〈高齢者の尿路感染症におけるせん妄についての系統的レビュー〉
  7) Balogun SA, et al:Delirium, a Symptom of UTI in the Elderly:Fact or Fable? A Systematic Review. Can Geriatr J. 2013;17(1):22-6.

〈CA-UTIの原因微生物〉
  8) Sievert DM, et al:Antimicrobial-resistant pathogens associated with healthcare-associated infections:summary of data reported to the National Healthcare Safety Network at the Centers for Disease Control and Prevention, 2009-2010. Infect Control Hosp Epidemiol. 2013;34(1):1-14.

〈カテーテル留置期間(短期・長期)における検出菌種数の違い〉
  9) Nicolle LE:Catheter-related urinary tract infection. Drugs Aging. 2005;22(8):627-39.

〈カテーテル長期留置における検出菌種数〉
  10) Ramanathan R, et al:Urinary tract infections in surgical patients. Surg Clin North Am. 2014;94(6):1351-68.

〈カテーテル入れ替え前後の検出菌種数と多剤耐性菌検出率〉
  11) Shah PS, et al:Controlling antimicrobial use and decreasing microbiological laboratory tests for urinary tract infections in spinal-cord-injury patients with chronic indwelling catheters. Am J Health Syst Pharm. 2005;62(1):74-7.
  12) 大曲貴夫 監修:がん患者の感染症診療マニュアル 第2版. 南山堂, 2012.

(石井隆弘)

コラム

▶感染症コンサルタント

　自分は静がんで感染症を勉強させて頂き，現在は感染症コンサルタントなる肩書で活動している．何をしているのか？　生きていけるのか？　と思われてもおかしくはないのでここで簡単にご紹介させて頂きたい．

　静がんで学んだ後，自分は北海道の急性期総合病院で総合内科医・感染症医として働かせて頂いた．そこで様々な介入により耐性菌は大きく減ったのだが（自分一人だけの力ではないが），まわりの病院は相変わらずの状況だった．このように，耐性菌を減らすことはある程度までは1つの病院が一人勝ちすることは不可能ではないのだが，地域連携での関わりでは難しく，「これでよいのか？」と日々悩んでいた．このノウハウをできるだけ早く広めることができたらという思いがあったが，そのような立ち位置をお許し頂ける病院などなかったため法人を立ち上げた．今でもこのような活動をご理解頂き雇って下さる病院があれば喜んで就職したいので，ご連絡をお待ちしています．

　具体的に何をしているか？だが，最低月1回は各クライアント病院に出向き，耐性菌の現状などのデータを出し，耐性菌を半減させるべくいつまでにどのようにしたらよいか，そのためにどんな介入が受け入れやすいかを相談している．臨床感染症の教育が自分の専門であるが，介入は様々で，感染対策の情報発信・サポートのニーズも大きい．臨床感染症と感染対策の仕事の比率は5：5くらい（場合によっては3：7）である．病院における感染対策の専門家は感染対策看護師であるが，日本は医師を頂点としたヒエラルキーがあるからか医師（特に感染症専門医）からの"鶴の一声"のニーズは高い．感染症対策はマイクロバイオロジーラウンドチーム（薬剤師，感染対策看護師，細菌検査技師）を形成し，そこをサポートする形で介入させて頂き，血液培養陽性例は24時間365日ご連絡頂いて指示するシステムがベースになっている．遠隔操作と言われると悲しいが，コンサルトの限界でお許し頂きたい．実際のところ，優秀な看護師さん，薬剤師さん，検査技師さんに支えられ，自分はそのよう

な隠れた人材の発掘と彼/彼女らのやりたいことの背中を押しているだけではないかと思うことも多い。「このような介入で何ができるか？」。常に自問自答しているが，幸い各病院の耐性菌は順調に減ってはいる。コンサルタントなので，自分が不要になることが一番の目標と日々思っている。

（岸田直樹）

各論

9 胆管炎

現場からのクリニカルクエスチョン

❶ がん患者における胆管炎の診断はどのようにしたらよいですか？
❷ 治療期間はどのくらいが望ましいでしょうか？

はじめに

　急性胆管炎は何らかの原因で胆管閉塞からの胆汁うっ滞をきたし，胆汁中の細菌が増殖し発症する疾患である．がん患者の場合は胆管がんや肝がんなどによる閉塞が多い．閉塞解除のため胆道内にデバイスを置いても腫瘍の進展により再閉塞を起こしうる．またがん性腹膜炎などによる麻痺性イレウスに伴い逆行性に胆管炎を生じることもある．症状が発熱のみであっても，胆管炎を起こすリスクがある場合には鑑別に挙げる必要がある．また胆道内圧が上昇すると，菌血症を容易にきたして重篤な感染症に進展することがある．適切な抗菌薬選択に加えドレナージのタイミングを逃さないことが重要である．胆道系感染症のガイドラインとして日本発のTokyo guideline (TG13) があり有用である[1,2]．

症例：膵頭部がんによる胆管閉塞に伴い生じた胆管炎

症例 膵頭部がんによる胆管閉塞に伴い生じた胆管炎
主訴 発熱

現病歴	70代男性。顔が黄色くなったことに家人が気づき当院を受診した。精査の結果，膵頭部がんに伴う閉塞性黄疸の診断となり内視鏡的逆行性胆管ドレナージ (endoscopic retrograde biliary drainage：ERBD) を留置され一度退院した。留置1週間後に悪寒戦慄を伴う38℃の発熱を自覚し当院救急外来を受診した。
アレルギー歴	なし
既往歴	なし
服用歴	なし
生活歴	喫煙なし。飲酒なし
身体所見	身長170cm，体重70kg。血圧130/80mmHg，脈拍110回/分，整。呼吸数22回/分，体温38.9℃，SpO_2 97%（室内気）。全身状態はやや不良。結膜に黄疸あり，咽頭発赤なし。心音S1→S2→S3（−）→S4（−），心雑音なし。肺音は crackles wheeze 聴取せず。腹部平坦，軟，圧痛なし，肝叩打痛なし，Murphy徴候なし。前立腺圧痛なし。脊柱叩打痛なし，CVA（肋骨脊椎角）叩打痛なし。四肢浮腫なし
検査所見	
血液検査	WBC 13,800/μL, Hb 10.7g/dL, Plt 25.3×10^4/μL, T-Bil 6.6mg/dL, D-Bil 4.2mg/dL, AST 188 IU/L, ALT 140 IU/L, LDH 452 IU/L, ALP 2,259 IU/L, γ-GTP 418 IU/L, BUN 15.8mg/dL, Cr 0.6mg/dL, Na 135mEq/L, K 4.4mEq/L, Cl 98mEq/L, CRP 9.0mg/dL
尿検査	糖（−），蛋白（−），潜血（−），WBC 1-4/HPF，グラム染色で細菌を認めず
胸部単純X線写真	肺野に浸潤影なし

この症例をどう考えるか

　本症例では，患者背景として膵頭部がんが存在し胆道の閉塞を生じうる状態である。悪寒戦慄，発熱に加え，黄疸を認める。血液検査では肝胆道系酵素上昇とともに直接ビリルビン優位上昇の所見があった。その他の感染を示唆する所見に

乏しいのも胆管炎の特徴である。ERBD留置後であるが，何らかのドレナージ不良に伴う胆管炎は鑑別に挙がる。

診断と経過

　胆管炎の診断で入院となった。TG13によると重症度は中等症に分類される。入院同日にERBDを内視鏡的経鼻胆管ドレナージ（endoscopic nasobiliary drainage：ENBD）に入れ替えた。その際ERBDが抜けかかっていたことが確認された。血液培養を採取しセフェピム1g 8時間ごとを開始した。ENBDから採取した胆汁にはWBCとともにグラム陰性桿菌が多数認められた。ENBD留置し抗菌薬開始後速やかに解熱し，肝胆道系酵素も低下していった。血液培養と胆汁培養からは大腸菌が検出された。感受性結果に基づき抗菌薬をアンピシリン2g 6時間ごとに変更し7日間の治療を行い抗菌薬は終了した。

診断のポイント

患者背景

　胆道系疾患の既往の有無を確認する。具体的には，悪性腫瘍，胆石など胆道閉塞を生じる基礎疾患，胆道系のステントなどのデバイス，手術歴などである。ステントを留置していても再度閉塞を生じることもある。

臓器

　胆管炎は病巣がわかりにくい疾患のひとつである。Charocatのtriad（発熱，腹痛，黄疸）として知られる急性胆管炎の臨床診断基準は感度26.4〜72％と文献により差があるものの，必ずしも高いものではなかった[3]。TG13では，全身の炎症所見（発熱，血液検査における炎症反応所見），胆汁うっ滞所見（黄疸，血液検査における肝機能異常），胆管病変の画像所見（胆管拡張，胆管炎の成因）の組み合わせの診断基準を推奨しており，感度91.8％，特異度77.7％と感度が優れている[4]

(表1)。しかし必ずしも肝酵素上昇が目立たないこともあるので注意が必要である。画像検査は，胆管拡張や閉塞の原因の特定に加え肝膿瘍の合併やその他の疾患の除外にも有用である。特にダイナミックCTで肝内が不均一に濃染される像が動脈相でのみ認められることが急性胆管炎の診断に有用とされる[5, 6]。

表1 Tokyo Guidelines 2013 (TG13) 急性胆管炎診断基準

A. 全身の炎症所見
　A-1. 発熱（悪寒戦慄を伴うこともある）
　A-2. 血液検査：炎症反応所見
B. 胆汁うっ滞所見
　B-1. 黄疸
　B-2. 血液検査：肝機能検査異常
C. 胆管病変の画像所見
　C-1. 胆管拡張
　C-2. 胆管炎の成因：胆管狭窄，胆管結石，ステント，など
確診：Aのいずれか＋Bのいずれか＋Cのいずれかを認めるもの
疑診：Aのいずれか＋BもしくはCのいずれかを認めるもの

閾値	A-1	発熱	体温＞38℃
	A-2	炎症反応所見	WBC (×1,000/μL) CRP (mg/dL)	＜4, or ＞10 ≧1
	B-1	黄疸	T-Bil≧2 (mg/dL)
	B-2	肝機能検査異常	ALP (IU) γ-GTP (IU) AST (IU) ALT (IU)	＞1.5×STD* ＞1.5×STD* ＞1.5×STD* ＞1.5×STD*

＊STD (standard)：各施設での健常値上限　　　　　　　　　　　　　　　（文献2より引用）

原因微生物

胆汁，血液培養からの原因微生物を示す（表2, 3）[2, 7]。グラム陰性桿菌では大腸菌やクレブシエラなどが市中発症では多いが，がん患者の場合は医療曝露が多く，エンテロバクターなどによる胆管炎を多く経験する。グラム陽性球菌では腸球菌の関与が比較的多い。

血液培養は治療期間の検討をするためにも必要であり，2セット採取する。ENBDや経皮経肝胆管ドレナージ (percutaneous transhepatic cholangio drainage：

表2 血流感染を伴う胆道感染の患者の胆汁から検出された微生物

胆汁から検出された微生物		割合（％）
グラム陰性菌	大腸菌	31〜44
	クレブシエラ	9〜20
	シュードモナス	0.5〜19
	エンテロバクター	5〜9
	アシネトバクター	−
	シトロバクター	−
グラム陽性菌	腸球菌	3〜34
	レンサ球菌	2〜10
	ブドウ球菌	0
嫌気性菌		4〜20
その他		−

（文献2, 7をもとに作成）

表3 血流感染を伴う胆道感染の患者の血液から検出された微生物

血液培養から検出された微生物		割合（％）	
		市中感染	医療関連感染
グラム陰性菌	大腸菌	35〜62	23
	クレブシエラ	12〜28	16
	シュードモナス	4〜14	17
	エンテロバクター	2〜7	7
	アシネトバクター	3	7
	シトロバクター	2〜6	5
グラム陽性菌	腸球菌	10〜23	20
	レンサ球菌	6〜9	5
	ブドウ球菌	2	4
嫌気性菌		1	2
その他		17	11

（文献2, 7をもとに作成）

PTCD）などドレナージがされた場合は胆汁を採取し原因菌の推定に役立てる。

治療のポイント

重症度分類

　TG13では，全身管理と抗菌薬投与に加え重症度判定に基づく治療を推奨している[8]。重症度判定を表4に示す。軽症の場合は，全身管理と抗菌薬投与で効果が期待できるが，治療反応が不十分な場合はドレナージを検討する。中等症では，早期に胆管ドレナージを行う。重症例では，昇圧剤など臓器サポートを行いながら緊急の胆管ドレナージを施行する。がん患者の場合は，腫瘍による閉塞が原因になることがほとんどのため，何らかのドレナージを行うことが多い。

表4　Tokyo Guidelines 2013（TG13）急性胆管炎重症度基準

重症急性胆管炎（GradeⅢ）
　急性胆管炎のうち，以下のいずれかを伴う場合は「重症」である
　・循環障害（ドーパミン≧5μg/kg/min，もしくはノルアドレナリンの使用）
　・中枢神経障害（意識障害）
　・呼吸機能障害（PaO_2/FiO_2比＜300）
　・腎機能障害（乏尿，もしくはCr＞2.0mg/dL）
　・肝機能障害（PT-INR＞1.5）
　・血液凝固異常（血小板＜10万/mm^3）
中等症急性胆管炎（GradeⅡ）
　初診時に，以下の5項目のうち2つ該当するものがある場合には「中等症」とする
　・WBC＞12,000，or＜4,000 mm^3
　・発熱（体温≧39℃）
　・年齢（75歳以上）
　・黄疸（総ビリルビン≧5mg/dL）
　・アルブミン（＜標準値×0.73g/dL）
上記の項目に該当しないが，初期治療に反応しなかった急性胆管炎も「中等症」とする
軽症急性胆管炎（GradeⅠ）
　急性胆管炎のうち，「中等症」「重症」の基準を満たさないものを「軽症」とする

（文献2より引用）

ドレナージ

　肝胆道系の悪性腫瘍に伴う胆管炎では，他の原因による胆管炎同様ドレナージが必要になることが多い．本症例を含めた中下部胆管の閉塞ではドレナージは1カ所ですむことが多い．しかし肝門部胆管がんなどの場合は，胆管閉塞が複数部位にわたり，いわゆる区域性胆管炎の状態になり1カ所の閉塞した胆管をドレナージしても，他の閉塞した胆管が胆管炎を生じることがある．外科医，内視鏡医，IVR専門医と緊密な相談の上，ドレナージ部位や方法を検討する必要がある．

　原因菌の特定のため，ドレナージ排液はグラム染色と培養に提出する．

　PTCDやENBDなどが留置された場合は，排液の量や性状を日々確認する．ドレーン逸脱や閉塞などは胆管炎の再燃の原因になりうるので注意する必要がある．

抗菌薬選択は？

　原因菌は上述のように大腸菌やクレブシエラなどが多いが，医療曝露が多くなると，エンテロバクターなどの耐性傾向の強い腸内細菌も関与する．ENBDやPTCDが既に留置され，過去に検出された胆道系からの菌がわかっている場合はその菌も参考にする．エンピリカルにグラム陰性桿菌をカバーする抗菌薬は，TG13などガイドラインとともに地域施設のアンチバイオグラムを参考にする．

　エンテロバクターなどAmpC型βラクタマーゼ産生菌は，発現のない場合は第3世代セフェムに感性であるが，第3世代セフェムなどの治療中に耐性化する懸念がある．第4世代セフェムはclassCβラクタマーゼの誘導能が低いため本菌の治療選択肢とされ，近年30日死亡率でもセフェピムは，カルバペネム系と有意差がないことが報告されている[9]．

　また重症の場合のエンピリカル治療では腸球菌のカバーを念頭に置く必要があり，胆管空腸吻合などを行った患者では嫌気性菌をカバーするか検討することがTG13では推奨されている．当院でもこの推奨を参考に，重症例ではグラム陰性桿菌を中心にしつつ抗菌薬選択を行っている．一例として，陰性桿菌を念頭にセフェピムを，腸球菌や嫌気性菌のカバーを必要とするときはタゾバクタム・ピペラシリンを，さらに*Enterococcus faecium*までカバーするならバンコマイシンを

併用などが挙げられる。

　血液培養や胆汁培養の結果が出次第，適正化を試みる。

> 適切な治療期間は？

　経過良好でドレナージも良好の場合は4〜7日程度で終了する場合もある。腸球菌などグラム陽性球菌菌血症を伴う場合は2週間の治療を行う[7]。がん患者の胆管炎は上記のようにドレナージ不良域が複数存在するためドレナージが良好かどうか判断に迷う症例も多い。場合によっては膿瘍に準じるような形で治療期間を3週から4週などに延長することもある。

感染症診療のロジック

- 患者背景：膵頭部がん
- 臓器：胆管炎
- 原因微生物：大腸菌
- 抗菌薬：セフェピム→アンピシリンにde-escalation
- 適切な経過観察：
  - ドレナージが良好であれば7日程度

この症例のポイント

❶ 肝胆道系の腫瘍に伴う胆管炎には抗菌薬とともにドレナージが必要となる。
❷ 腫瘍の部位によっては複数のドレナージが必要になる。
❸ 外科医，内視鏡医，IVR専門医と緊密な相談の上，ドレナージ部位や方法を検討する必要がある。

文　献

〈胆道系感染症のガイドライン〉
　1）　Takada T, et al：TG13：Updated Tokyo Guidelines for the management of acute

cholangitis and cholecystitis. J Hepatobiliary Pancreat Sci. 2013；20(1)：1-7.
2) 急性胆管炎・胆嚢炎診療ガイドライン改訂出版委員会 編：急性胆管炎・胆嚢炎診療ガイドライン2013 第2版，医学図書出版，2013．
3) Kiriyama S, et al：TG13 guidelines for diagnosis and severity grading of acute cholangitis (with videos). J Hepatobiliary Pancreat Sci. 2013；20(1)：24-34.
4) Kiriyama S, et al：New diagnostic criteria and severity assessment of acute cholangitis in revised Tokyo guidelines. J Hepatobiliary Pancreat Sci. 2012；19(5)：548-56.

〈胆管炎の画像所見について〉
5) Arai K, et al：Dynamic CT of acute cholangitis：early inhomogeneous enhancement of the liver. AJR Am J Roentgenol. 2003；181(1)：115-8.
6) Lee NK, et al：Discrimination of suppurative cholangitis from nonsuppurative cholangitis with computed tomography (CT). Eur J Radiol. 2009；69(3)：528-35.

〈胆道感染症の原因微生物について〉
7) Gomi H, et al：TG13 antimicrobial therapy for acute cholangitis and cholecystitis. J Hepatobiliary Pancreat Sci. 2013；20(1)：60-70.
8) Miura F, et al：TG13 flowchart for the management of acute cholangitis and cholecystitis. J Hepatobiliary Pancreat Sci. 2013；20(1)：47-54.

〈Enterobacter菌血症にセフェピムはカルバペネムと同等の有効性の報告〉
9) Tamma PD, et al：The use of cefepime for treating AmpC β-lactamase-producing Enterobacteriaceae. Clin Infect Dis. 2013；57(6)：781-8.

(堤　直之)

コラム

▶ **だからこそde-escalationです**

がんを閉塞起点とした胆管炎は，繰り返したり，改善に時間がかかったりするケースが多いようなイメージがあります．実際に治療反応不良因子のひとつと考えられています[1]．

泣き別れの胆管（肝管に合流できない胆管）にPTCDチューブがいくつか必要になったり，いつの間にか別の箇所に肝膿瘍ができていたり…長い戦いです〔胆管炎の項（☞p121）にAmpC型βラクタマーゼの説明があるのも，長い戦いの末にAmpC型βラクタマーゼが誘導されてしまう苦い経験があるからなのだと思います〕．

胆管炎の原因菌は胆管の出口＝十二指腸（胆管空腸吻合の場合は空腸）にいるフローラですので，ここの菌たちをできるだけ耐性菌にしないようにすることが，長い戦いを乗り切るためのポイントです．

だからこそde-escalationです．

その時点で胆管炎を起こしている菌だけを治療対象とすることが賢明です．

日本ではセフォペラゾン・スルバクタムが頻用されていますが，緑膿菌にまで効いてしまう広域抗菌薬です．培養結果を見ずに，最後までこの薬で貫徹なんてことがないようにしたいものです．

実は胆汁移行性も他の抗菌薬とあまり変わりないみたいです．

提示された症例もアンピシリンにきちんとde-escalationしています．患者さんのために．

文献

1) Thompson J, et al：An analysis of infectious failures in acute cholangitis. HPB Surg. 1994；8(2)：139-45.

（鈴木　純）

10 肝膿瘍

現場からのクリニカルクエスチョン

❶ ドレナージの適応について教えて下さい。
❷ 治療期間はどのくらいが望ましいでしょうか？

はじめに

　肝膿瘍は化膿性肝膿瘍やアメーバ性肝膿瘍などが知られているが，担がん患者では，胆管閉塞に伴う化膿性肝膿瘍が原因であることが多い。その他カテーテル関連血流感染症などに伴う血流由来の肝膿瘍や，大腸がんなど消化管粘膜バリアの破綻に伴う経門脈由来の肝膿瘍も存在する。

症例：肝細胞がん術後再発にTACEを行い生じた肝膿瘍

症例 肝細胞がん術後再発に肝動脈化学塞栓療法(transcatheter arterial chemo-embolization：TACE)を行い生じた肝膿瘍
主訴 発熱

現病歴	70代男性。約1年前に肝細胞がんに対し肝前側区域切除，胆嚢摘出術を施行された。その後のフォローのCTで残肝後区域に再発を認めたため同部位にTACEを行った。その後3カ月に残遺がんの胆管浸潤のため閉塞性黄疸を生じた。経皮的胆管ドレナージ(percutaneous transhepatic cholangio drainage：PTCD)を挿入し再度TACEを行った。その3日後に悪寒戦慄・発熱を生じたため血液培養を2セット採取した。熱源精査目的で胸腹部造影CTを施行したところ，腫瘍部の内部はエアーを伴った低吸収域を認め肝膿瘍が鑑別に挙がった。
アレルギー歴	なし
既往歴	HCV抗体陽性　肝硬変
服用歴	なし
身体所見	身長170cm，体重70kg。血圧120/60mmHg，脈拍120回/分，整。呼吸数22回/分，体温38.9℃，SpO_2 97%（室内気）。全身状態はやや不良。結膜に軽度黄疸あり。咽頭発赤なし。心音S1→S2→S3(−)→S4(−)，心雑音なし。肺音crackles wheeze聴取せず。腹部はやや膨満，軟，圧痛なし，肝叩打痛あり，Murphy徴候なし。脊柱叩打痛なし，CVA(肋骨脊椎角)叩打痛なし。四肢軽度浮腫あり
検査所見	
血液検査	WBC 18,800/μL，Hb 9.7g/dL，Plt 9.3×10^4/μL，T-Bil 2.6mg/dL，D-Bil 1.8mg/dL，AST 188 IU/L，ALT 140 IU/L，LDH 452 IU/L，ALP 659 IU/L，γ-GTP 418 IU/L，BUN 15.8 mg/dL，Cr 0.6mg/dL，Na 135mEq/L，K 4.4mEq/L，Cl 98mEq/L，CRP 9.0mg/dL
尿検査	糖(−)，蛋白(−)，潜血(−)，WBC 1-4/HPF，グラム染色で細菌を認めず
胸部単純X線写真	肺野に浸潤影なし

胸腹部造影 CT

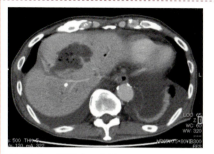

TACE後の肝膿瘍　内部にエアーを伴う低吸収域を認めた

この症例をどう考えるか

　TACE後に肝膿瘍を生じた状態である。TACE後の塞栓後症候群（発熱，腹痛，嘔気）も鑑別に挙がるが，処置から数日たち悪寒戦慄も伴っており感染症合併の可能性を考える必要がある。肝膿瘍に対しては原因菌検索目的に加え治療のためにドレナージを行うことが重要である。

診断と経過

　肝膿瘍の疑いが強く経皮経肝膿瘍ドレナージ（percutaneous transhepatic abscess drainage：PTAD）を行った。PTAD排液は黄色膿性であった。検鏡してみるとグラム陰性桿菌が確認された。タゾバクタム・ピペラシリン4.5g 6時間ごとを開始した。治療開始2日目に血液培養からグラム陰性桿菌が2セット中2セット検出された。ドレナージと抗菌薬により状態は改善傾向であった。治療開始3日目にはPTCD排液が減少し，翌4日目には閉塞したため再度PTCDチューブを入れ直した。肝膿瘍からは大腸菌が検出されたため，感受性に基づきかつ嫌気性菌カバーも念頭にアンピシリン・スルバクタム3g 6時間ごとに変更した。PTAD排液も徐々に減少し2週間後のCTでは膿瘍の縮小もみられたため，抗菌薬をアモキシシリン＋アモキシシリン・クラブラン酸に変更し退院し外来フォローとなり6週の治療を行った。

診断のポイント

患者背景

化膿性肝膿瘍の成因には①胆管炎や胆石（胆管由来），②虫垂炎や憩室炎や大腸がん（門脈由来），③感染性心内膜炎などの血流感染症（肝動脈由来），④その他直接浸潤，などがある（表1）[1]。胆道由来が半数近くを占める。胆道系悪性腫瘍に伴う胆管炎をみたときは肝膿瘍の合併を考える必要がある。

表1 肝膿瘍の感染経路

感染経路	頻度（%）
経胆道由来	40〜50
経動脈由来（肝動脈）	5〜10
経門脈由来	5〜15
隣接臓器からの直接進展	5〜10
外傷性	0〜5
原因不明	20〜40

（文献1より改変）

その他のリスク因子として糖尿病が知られている[2]。本症例のように肝細胞がんなどに対する治療に伴う感染もみられる[3]。

臓器

発熱と腹痛が典型的な症状であるが，嘔気，嘔吐，食欲不振，体重減少，倦怠感なども生じる。腹部症状・所見は通常右上腹部に限られる。発熱と右上腹部痛の鑑別として胸膜炎，肝炎，胆嚢炎などもあるので注意を要する。約1/3の患者が肝腫大，右季肋部痛，黄疸を呈する[4]が，その一方で右季肋部痛がないからといって肝膿瘍を除外できない。肝膿瘍は不明熱の原因としても知られる。血液検査では胆道系酵素（ALP，γ-GTP）の異常がみられることが多い。腹部エコーと造影CTが有用な画像検査で，感度は造影CTのほうが優れる。化膿性肝膿瘍は菌血症が多く，血液培養陽性率は約50%とする報告もある[5]。

原因微生物

経胆道由来が多く，胆管炎の原因菌を参考にする〔胆管炎の項（☞p121）を参照〕。それに加え嫌気性菌の関与も考える[1]（表2）。

表2 肝膿瘍原因菌

	高頻度（＞10％）	低頻度（1〜10％）
グラム陰性菌	大腸菌 クレブシエラ	シュードモナス プロテウス エンテロバクター シトロバクター セラチア
グラム陽性菌	*Streptococcus* (anginosus group) 腸球菌 その他のビリダンスレンサ球菌	黄色ブドウ球菌 β溶血性レンサ球菌
嫌気性菌	バクテロイデス	フゾバクテリウム 嫌気性レンサ球菌 クロストリジウム ラクトバチルス

（文献1より改変）

もし黄色ブドウ球菌など単一菌なら心内膜炎など血流感染からの血行性波及も考える。この場合も血液培養は必須である。また心内膜炎などその他の感染巣の検索も検討する。

治療のポイント

ドレナージ

肝膿瘍に対してドレナージは常に念頭に置く治療法である。また原因菌を確定させることもできるため，内服抗菌薬も含め抗菌薬の適正化が行いやすい。

ただし5cmに満たない膿瘍は，抗菌薬のみで改善したという報告も存在する[6,7]ため，膿瘍が5cmを超えた場合はドレナージを行い，5cm未満の膿瘍では，抗菌薬治療を先行させ，反応が乏しい場合はドレナージを検討してもよい[8]。

肝膿瘍ドレナージは経皮的ドレナージと外科的ドレナージがあるが，一般には経皮的ドレナージを行う。ドレナージの方法に関しては，外科医，IVR専門医との協議の上，決定する。

また肝膿瘍は経胆道由来が半数を占める．肝膿瘍自体をドレナージするPTADに加え，胆道内圧が上昇している場合は胆道ドレナージも行うことも重要である[9]．

> 抗菌薬選択は？

　胆管炎と同様の原因菌に加え，嫌気性菌の関与を想定する．
　医療曝露が多い場合は，大腸菌やクレブシエラに加え，エンテロバクターなどの関与も念頭に置く．グラム陰性桿菌のカバーは地域施設のアンチバイオグラムを参考にする．
　化膿性肝膿瘍はドレナージを行うことが多いので，ドレナージを行った場合は，その検体のグラム染色と培養結果を参考にする．
　原因菌が同定されたら積極的に抗菌薬を適正化するが，嫌気性菌は培養陽性になりにくいため，検出されなくてもカバーすることが多い．

> 適切な治療期間は？

　治療期間を評価したRCTは存在しないが，化膿性肝膿瘍は4〜6週間の抗菌薬投与を行われることが多い[10]．最初の2〜4週は点滴静注で行うことが多いが，状態が安定し経口摂取可能な状態になった場合に内服へ変更することも検討する．内服抗菌薬は，解熱し状態が安定し，内服可能で消化管からの吸収が良いと判断された場合に，感受性がありバイオアベイラビリティの良い薬剤を選択する[11]．

感染症診療のロジック

- 患者背景：肝細胞がん
- 臓器：肝膿瘍
- 原因微生物：大腸菌と嫌気性菌
- 抗菌薬：タゾバクタム・ピペラシリンからアンピシリン・スルバクタム
- 適切な経過観察：
  - 4〜6週の治療を要する

この症例のポイント

❶ 肝胆道系の腫瘍に伴う胆管炎には抗菌薬とともにドレナージが必要となる。

❷ 肝膿瘍自体のドレナージも重要であるが，胆管閉塞など胆道内圧が高い場合は胆道ドレナージも検討する必要がある。

❸ ドレナージの方法に関しては，外科医，IVR専門医との協議の上，決定する。

文献

〈肝膿瘍の疫学について〉
1) Bennett JE, et al:Chap 77. Mandell, Douglas, and Bennett's Principles and Practice of Infectious Diseases, Eighth Edition. Saunders, 2014.
2) Thomsen RW, et al:Diabetes mellitus and pyogenic liver abscess:risk and prognosis. Clin Infect Dis. 2007;44(9):1194-201.
3) Ong GY, et al:Liver abscess complicating transcatheter arterial embolization:a rare but serious complication. A retrospective study after 3878 procedures. Eur J Gastroenterol Hepatol. 2004 ;16(8):737-42.
4) Rubin RH, et al:Hepatic abscess:changes in clinical, bacteriologic and therapeutic aspects. Am J Med. 1974;57(4):601-10.
5) Chemaly RF, et al:Microbiology of liver abscesses and the predictive value of abscess gram stain and associated blood cultures. Diagn Microbiol Infect Dis. 2003;46(4):245-8.

〈肝膿瘍のドレナージについて〉

6) Hope WW, et al:Optimal treatment of hepatic abscess. Am Surg. 2008;74(2):178-82.
7) Bamberger DM:Outcome of medical treatment of bacterial abscesses without therapeutic drainage:review of cases reported in the literature. Clin Infect Dis. 1996;23(3):592-603.
8) Chung YF, et al:Management of pyogenic liver abscesses - percutaneous or open drainage? Singapore Med J. 2007;48(12):1158-65.
9) Sersté T, et al:Endoscopic drainage of pyogenic liver abscesses with suspected biliary origin. Am J Gastroenterol. 2007;102(6):1209-15.

〈肝膿瘍の治療期間について〉

10) Chen YW, et al:A pilot study of oral fleroxacin once daily compared with conventional therapy in patients with pyogenic liver abscess. J Microbiol Immunol Infect. 2002;35(3):179-83.

〈抗菌薬内服への変更について〉
11) Clarkson A, et al：Guideline for the intravenous to oral switch of antibiotic therapy, December 2010.

(堤　直之)

各論

11 表層切開部位の手術部位感染症

現場からのクリニカルクエスチョン

❶ 抗菌薬は全例で必要ですか？
❷ 感染の深達度の評価方法を教えて下さい。

はじめに

　手術部位感染症（surgical site infection：SSI）は術後のがん患者において，ありふれた合併症である。SSIは外科手術が実施された入院患者の2～5％に発生するとされ[1]，米国におけるすべての医療関連感染のうち肺炎と並び第1位（21.8％）を占める[2]。SSIが発生すると在院日数が7～11日延長し，死亡リスクが2～11倍上昇する[1]。一方でSSIは十分な対策を行えば最大60％は予防できる感染症であり[1]，その発生を最小限に抑えることが重要である。

症例：幽門側胃切除後の皮下膿瘍

症例 進行胃がんに対して幽門側胃切除が施行された50歳女性
主訴 発熱

現病歴	コントロール不良の糖尿病（HbA1c 8.5%）で近医通院中であった患者。黒色便を自覚し，近医で上部消化管内視鏡検査が実施された。進行胃がんの診断で当院を紹介受診。進行胃がんに対して幽門側胃切除術施行。術後5日目に37.6℃の発熱を認めた。手術創部の周囲が3cm程度発赤しており，ドレッシング剤に膿が付着していた。
アレルギー歴	なし
既往歴	糖尿病（HbA1c 8.5%）
服用歴	メトホルミン750mg/日（現在は中止中），シタグリプチン100mg/日
生活歴	喫煙なし。飲酒 ビール350mL/日
身体所見	身長160cm，体重78kg。BMI 30。血圧120/70mmHg，脈拍80回/分，整。呼吸数18回/分，体温37.6℃，SpO_2 97%（室内気）。全身状態は元気そう。貧血・黄疸・点状出血なし。咽頭発赤なし。心音S1→S2→S3(−)→S4(−)，心雑音なし。肺音は正常肺胞呼吸音，crackles wheeze聴取せず。腹部膨隆，軟，腹部正中に手術痕あり，手術創部の周囲が3cm程度発赤。創部以外に圧痛を認めず。肝叩打痛なし，Murphy徴候なし。脊柱叩打痛なし，CVA（肋骨脊椎角）叩打痛なし。四肢浮腫なし。右前腕に留置された末梢静脈ルート部に発赤・疼痛なし
検査所見	
血液検査	WBC 7,360/μL（分画：好中球69.5%，リンパ球17.7%），Hb 12.1g/dL，Plt $29.2×10^4$/μL，AST 18 IU/L，ALT 16 IU/L，LDH 123U/L，ALP 263U/L，BUN 24.9mg/dL，Cr 0.65mg/dL，Na 137mEq/L，K 4.5mEq/L，Cl 102mEq/L，CRP 2.1mg/dL，血糖220mg/dL
尿検査	糖(+)，蛋白(−)，潜血(−)，WBC 1-4/HPF，菌なし
胸部単純X線写真	肺野に浸潤影なし
腹部単純CT	深部に膿瘍なし

この症例をどう考えるか

　本症例は表層切開創のSSIが疑われる。基礎に肥満とコントロール不良の糖尿病があることがSSIのリスクを高めている。SSIのリスク因子と予防法について**表1，2**に示す。原因微生物に関しては，黄色ブドウ球菌はすべての手術のSSIで原因となる可能性があり，胃・十二指腸手術ではさらにグラム陰性桿菌，レンサ球菌，口腔内嫌気性菌がこれに加わる（**表3**）。原則として創部の発赤・硬化を認めた場合は抜糸と切開を行いドレナージすることが推奨される。本症例は軽症であり，現時点では創部の局所処置のみで十分であり，抗菌薬投与は推奨されない。一方で体温＞38℃，WBC＞12,000，硬化もしくは壊死を伴う創部周囲の発赤が5cmを超える場合は抗菌薬投与を考慮するべきである（**図1**）[4]。

表1　手術部位感染症の危険因子

内的因子（患者因子）	・年齢 ・放射線治療歴 ・皮膚軟部組織感染症の既往 ・血糖コントロール ・肥満 ・喫煙 ・免疫抑制薬 ・低アルブミン血症 ・術前の感染症
外的因子（手術関連因子）	・術前の剃毛 ・手術時手洗い ・皮膚の消毒方法 ・適切な手袋の着用 ・抗菌薬の予防投与・タイミング・投与期間 ・輸血 ・外科医のスキル ・無菌操作 ・手術時間 ・手術室換気 ・手術器具の滅菌
微生物因子	・病原性 ・微生物の量

（文献1より一部改変）

表2 手術部位感染症の危険因子と予防法

1. 術前の感染症の治療(GradeⅡ):待機手術において手術部位から離れた部位の感染症は可能な限り治療しておく(たとえば尿路感染症)。ただしコロナイゼーションとコンタミネーションをルーチンに治療することは避ける。
2. 術前の剃毛を避ける(GradeⅡ):毛が手術操作を邪魔しないのならば剃毛は行わない。どうしても剃毛が必要であればカミソリは使用せずに電気クリッパーか脱毛剤を使う。
3. 血糖管理(GradeⅠ):術後血糖は180mg/dL以内に維持する。糖尿病患者は可能であれば術前にHbA1cを7.0%以下にしておく。
4. 禁煙(GradeⅠ):手術30日前には禁煙させる。
5. 手術時手洗い(GradeⅡ):適切な消毒薬を用いて2〜5分間,手から肘上まで行う。
6. 周術期抗菌薬(GradeⅠ):投与開始時期は通常手術開始0〜30分前に投与を開始し,3時間を超える手術では濃度維持のために2回目の投与を行う。また予防的抗菌薬は術後24時間以内に投与を中止する(成人の心臓胸部手術の場合,中止は48時間以内でも可とされる)。漫然と投与することはクロストリジウム・ディフィシル感染症や耐性菌発生につながるため行わない。
7. 輸血を可能な限り避ける(GradeⅡ):輸血はマクロファージの機能低下からSSIのリスクを高める。術中の出血や輸血をするにしても本当に必要な場合のみに限定されるべきである。
8. 二重手袋(GradeⅢ):すべての手術チームのメンバーが二重手袋を装着し,穴が開いたときには交換する。
9. 正常体温の維持(GradeⅠ):低体温はSSIのリスクとなるため,周術期は35.5℃以上を維持する。
10. 低酸素を避ける(GradeⅠ):低酸素はSSIのリスクとなるため,術中術後の組織低酸素を避ける。

(文献1より一部改変)

表3 手術およびSSIで可能性のある病原体

すべてのグラフト，人工物，インプラントの移植	黄色ブドウ球菌，表皮ブドウ球菌
心臓	黄色ブドウ球菌，表皮ブドウ球菌
脳神経外科	黄色ブドウ球菌，表皮ブドウ球菌
胸壁	黄色ブドウ球菌，レンサ球菌，グラム陰性桿菌
眼科	黄色ブドウ球菌，表皮ブドウ球菌
整形外科（関節全置換，人工物や骨移植を行う骨接合，外傷など）	黄色ブドウ球菌，表皮ブドウ球菌，グラム陰性桿菌
胸部（開胸肺手術，心臓でない胸骨切開）	黄色ブドウ球菌，表皮ブドウ球菌，肺炎球菌，グラム陰性桿菌
血管	黄色ブドウ球菌，表皮ブドウ球菌
虫垂切除	グラム陰性桿菌，嫌気性菌
胆道	グラム陰性桿菌，嫌気性菌
結腸直腸	グラム陰性桿菌，嫌気性菌
胃十二指腸	グラム陰性桿菌，レンサ球菌，口腔内嫌気性菌
頭頸部（口咽頭粘膜まで）	黄色ブドウ球菌，レンサ球菌，口腔内嫌気性菌
婦人科産科	グラム陰性桿菌，腸球菌，B群レンサ球菌，嫌気性菌
泌尿器	グラム陰性桿菌

（文献3より引用）

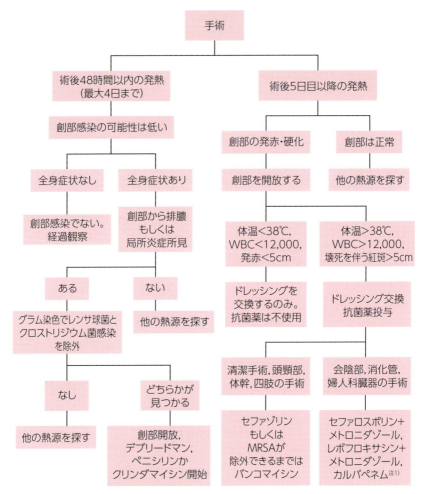

図1 創部SSIの診療アルゴリズム

注1）ガイドラインでは広域スペクトラムが推奨されているが，軽症例で院内感受性率に問題がなければセフメタゾール，アンピシリン・スルバクタムの使用も考慮される．カルバペネムは過剰使用により多剤耐性菌を生み出す懸念があるため，可能な限り温存しておくほうが望ましい

（文献4より引用）

診断と経過

　創部を開放したところ，皮下から大量の膿が排出された．膿のグラム染色ではグラム陽性レンサ球菌とグラム陰性桿菌を認め（図2），後日αレンサ球菌，γレンサ球菌，ペプトストレプトコッカス，プレボテラといった口腔内の常在菌が検出された．毎日生理食塩水で洗浄処置を行う方針とし，翌日には36℃台に解熱した．以降も局所処置を継続し，処置後4日でほぼ膿の付着もなくなった．創部・全身状態も良好であり第12病日に退院とした．

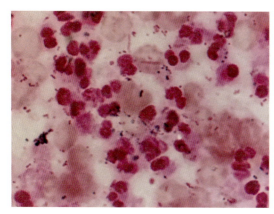

図2　膿のグラム染色
強拡大（倍率1,000倍）

手術部位感染症について

　SSIは手術後30日以内に発生した手術に関連した感染と定義され，人工物の移植を伴う場合は術後1年以内に発生したものと定義される[3]．SSIは深度により①表層切開部位SSI，②深部切開部位SSI，③臓器・体腔SSIに分類される（図3）．それぞれの深達度による診断基準を表4に示す．深達度が深いほど治療が困難となるため，常にその深達度に注意を要する．

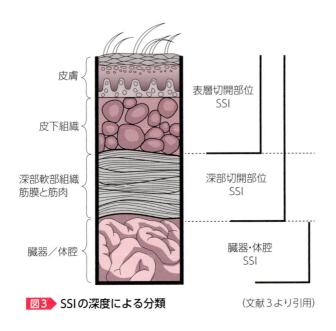

図3 SSIの深度による分類　　（文献3より引用）

診断のポイント

深部切開部位SSIと臓器体腔SSIの否定

　抗菌薬投与の必要性およびドレナージ部位の検討も含めてSSIの深達度を正確に把握することは治療上重要である．深部切開創のSSI，特に壊死性筋膜炎，臓器・体腔のSSI，広範囲の蜂窩織炎は抗菌薬投与の適応である．壊死性筋膜炎は術後の創感染から進展することもあり，また本症例では糖尿病といったリスク因子もあるためきちんと否定しておく必要がある．深部組織に炎症が及んでいることを示す所見としては[4]，1) 所見に合致しない重度の痛み，2) 初期の抗菌薬治療に反応しない，3) 皮膚病変部を超えて皮下組織を硬い木のように触知する，4) 意識変容を伴う発熱，血圧低下，5) 皮膚の紅斑所見を超えた浮腫や圧痛所見，6) 捻髪音，組織にガスを含む所見，7) 皮膚壊死，出血斑，が挙げられるが，実際には初期だと診断に悩むことが多く，疑った時点ですぐに経験のある外科医もしくは感染症内科医に相談することが重要と思われる．壊死性筋膜炎診断の診断スコアリ

表4 ▶ SSI 診断基準

表層切開部位の SSI
　手術後30日以内に起こった感染で，切開部の皮膚または皮下組織のみであり，さらに少なくとも以下の1つが認められる。
1. 切開部の表面から，検査上の確診の有無を問わず，排膿がある
2. 切開創の表層から無菌的に採取された液体または組織の培養から病原菌が分離される
3. 以下の感染の症状や愁訴のうち少なくとも1つがある
　　・疼痛または圧痛
　　・限局性腫脹
　　・発赤，発熱
　　・切開部の培養が陰性でも外科医が意図的に皮膚浅層の縫合を開けた場合
4. 外科医または主治医が浅部切開部位のSSIと診断した

以下の状態はSSIとはしない
1. 縫合糸膿瘍（縫合糸の穿通した穴に限局した炎症または浸出）
2. 会陰切開部や新生児の包皮切開層の感染
3. 熱傷の感染
4. 筋膜や筋層に波及した切開部のSSI（下記，深部切開部位のSSIを参照）
注：感染した会陰切開，環状切開部および熱傷には別の特別な基準がある

深部切開部位の SSI
　人工物の埋め込みが行われなかった場合には術後30日以内，移植人工物が残された場合には術後1年以内に手術に関連して感染が起こり，さらに手術切開部位の深部組織（たとえば，筋膜や筋層）を含む。
さらに以下のうちの少なくとも1つが認められる。
1. 手術部位の器官・体腔からではなく，切開深部からの排膿
2. 深部切開創が自然に離開したか，切開創の培養は陰性であっても次の感染の症状や徴候が少なくともいずれか1つあり，外科医が創を意図的に開放した場合：38℃以上の発熱，限局した疼痛，圧痛
3. 深部切開創の膿瘍や他の感染の証拠が，直接的あるいは再手術や組織病理学，画像検査で発見される
4. 外科医または主治医が深部のSSIと診断した
注1：浅部深部両方に感染が及ぶ場合は深部のSSIとして報告
　2：切開創からのドレーンされる臓器・体腔のSSIは深部のSSIとして報告

臓器・体腔の SSI
　移植人工物が入っていない場合には術後30日以内，移植人工物が残された場合には術後1年以内に手術と関連した感染や切開部以外に術中開放操作された（たとえば臓器や体腔など）身体のいずれかの部分に感染が生じた場合，さらに次の少なくとも1つが認められる。
1. 臓器/体腔に入っているドレーンから排膿がある
2. 臓器/体腔から無菌的に採取された液または組織から病原体が分離された
3. 臓器/体腔から膿瘍または他の感染の証拠が直接的な検査や再手術，組織病理学または画像検査で認められる
4. 臓器/体腔感染が外科医または主治医によって診断される

（文献2より改変）

ングとして，LRINEC (laboratory risk indicator for necrotizing fasciitis) score が知られている[5]。5点未満の場合は壊死性筋膜炎の可能性は4〜5%のみであるが，6〜7点の場合は壊死性筋膜炎の可能性は64%，8点以上であれば96〜97%で壊死性筋膜炎と診断できる(表5)。

表5 LRINEC score

	点数
CRP ≧ 15mg/dL	4
WBC 15,000〜25,000/μL	1
WBC > 25,000/μL	2
Hb 11.0〜13.5g/dL	1
Hb < 11.0g/dL	2
Na < 135mEq/L	2
Cr > 1.6mg/dL	2
血糖 > 180mg/dL	1

(文献5より引用)

治療のポイント

ドレナージと局所処置の継続

皮下膿瘍の治療において最も効果があるのはドレナージであり，抗菌薬治療を併用してもメリットはない[4]。

血糖管理

本症例は糖尿病を有しており，血糖管理については意識を傾けるべきである。コントロール不良の糖尿病はSSIの発症リスクのひとつであり，SSI治療の阻害因子ともなる。2014年に公開されたCDCの手術部位感染の予防のためのガイドライン草案では，糖尿病患者および非糖尿病患者においては，周術期血糖コントロールを実施し，血糖の目標値を200mg/dL未満にすることを推奨している[6]。

目標HbA1cに関する推奨は草案では明記されていないが,Drongeらの報告では可能であれば術前にHbA1cを7%未満にすることを推奨している[7]。

感染症診療のロジック

- 患者背景：進行胃がん（幽門側胃切除後），コントロール不良の糖尿病
- 臓器：皮下膿瘍
- 原因微生物：口腔内常在菌
- 抗菌薬：なし
- 適切な経過観察：
  - 局所処置の継続と血糖管理

この症例のポイント

❶ SSIの深達度を正しく評価する。
❷ 原則，皮下膿瘍はドレナージを中心とした局所処置のみで抗菌薬の全身投与は不要。

文献

〈2014年SHEA/IDSA/AHA/APIC合同のSSI予防のためのガイドライン〉
1) Anderson DJ, et al：Strategies to prevent surgical site infections in acute care hospitals：2014 update. Infect Control Hosp Epidemiol. 2014；35（Suppl 2）：S66-88.

〈米国の複数州における医療関連感染症の点有病率調査〉
2) Magill SS, et al：Multistate point-prevalence survey of health care-associated infections. N Engl J Med. 2014；370(13)：1198-208.

〈1999年のCDCのSSI予防のガイドライン〉
3) Mangram AJ, et al：Guideline for prevention of surgical site infection, 1999. Infect Control Hosp Epidemiol. 1999；20(4)：250-78.

〈2014年のIDSAの皮膚軟部組織感染症のガイドライン〉
4) Stevens DL, et al：Practice guidelines for the diagnosis and management of skin and soft tissue infections：2014 update by the Infectious Diseases Society of

America. Clin Infect Dis. 2014;59(2):e10-52.

〈壊死性筋膜炎の診断スコアリング〉
  5) Wong CH, et al:The LRINEC (Laboratory Risk Indicator for Necrotizing Fasciitis) score:a tool for distinguishing necrotizing fasciitis from other soft tissue infections. Crit Care Med. 2004;32(7):1535-41.

〈2014年に公開されたCDCの手術部位感染の予防のためのガイドライン草案〉
  6) CDC:Draft Guideline for the Prevention of Surgical Site Infection 2014 [http://www.jscva.org/files/CDC-SSI_Guideline_Draft2014.pdf]

〈HbA1c＜7％でSSIが減ったとする報告〉
  7) Dronge AS, et al:Long-term glycemic control and postoperative infectious complications. Arch Surg. 2006;141(4):375-80.

〈伊東直哉〉

12 臓器・体腔の手術部位感染症

現場からのクリニカルクエスチョン

❶ 抗菌薬は何を選択すべきですか？
❷ 適切な治療期間は？
❸ 内服変更のタイミングは？

はじめに

　臓器・体腔の手術部位感染症（surgical site infection：SSI）は表層切開部のSSIに比べて外見上わかりづらく，疑わなければ診断が難しいことがある．中でも縫合不全は恐ろしい合併症のひとつであり，その高い死亡率の割に臨床所見に乏しいことも多く，早期に診断しマネジメントすることが重要である．

症例：盲腸がん術後の腹腔内膿瘍

| 症例 | 盲腸がんに対し腹腔鏡下回盲部切除術後の70歳男性 |
| 主訴 | 発熱，右下腹部痛 |

現病歴	入院2週間前に盲腸がんに対して腹腔鏡下回盲部切除術施行。周術期抗菌薬はセフメタゾール2gを手術当日のみに2回使用し，手術は問題なく終了した。術後は順調に経過し，術後7日目に退院した。退院から5日後（手術から12日目）に38.6℃の発熱を自覚した。翌日から右下腹部痛も自覚するようになったため同日当院外来を受診した。
アレルギー歴	なし
既往歴	脂質異常症
服用歴	プラバスタチン10mg/日
生活歴	喫煙なし。飲酒なし
身体所見	身長176cm，体重65kg。BMI 21。血圧130/56mmHg，脈拍110回/分，整。呼吸数22回/分，体温38.3℃，SpO$_2$ 98%（室内気）。全身状態はややぐったりしている。貧血・黄疸・点状出血なし。咽頭発赤なし。心音S1→S2→S3(−)→S4(−)，心雑音なし。肺音は正常肺胞呼吸音，crackles wheeze聴取せず。腹部平坦，筋性防御あり，tapping painあり，右下腹部を主体に圧痛あり，手術痕部は発赤・腫脹・熱感なし。脊柱叩打痛なし，CVA（肋骨脊椎角）叩打痛なし。四肢浮腫なし
検査所見	
血液検査	WBC 11,400/μL（分画：好中球79.5%，リンパ球14.0%），Hb 13.6g/dL，Plt 23.6×10^4/μL，AST 17U/L，ALT 13U/L，LDH 201U/L，ALP 221U/L，BUN 7.6mg/dL，Cr 0.8mg/dL，Na 137mEq/L，K 4.3mEq/L，Cl 101mEq/L，CRP 6.1mg/dL
腹部造影CT	回盲部吻合部周囲に液体貯留とガス像を認めた（↑）

この症例をどう考えるか

本症例では縫合部のminor leakから腹腔内膿瘍，限局性腹膜炎をきたしたと考えられた．手術から約2週間で症状が発現しており，不顕性のminor leakから2週間の経過で膿瘍形成に至ったと思われた．術後の発熱の原因は術後日数によって異なる（表1）[1]．本症例は右下腹部痛を訴えており，局在が比較的はっきりしていたが，表層切開部の感染と比較して深部切開部と臓器・体腔のSSIは表面上異常を認めず症状もはっきりしないことがある．そのため術後日数なども参考にして積極的に疑う必要がある．

表1 術後日数別にみた発熱の原因

術後1週間以内	術後1～4週	術後1カ月以上
・人工呼吸器関連肺炎・誤嚥性肺炎 ・膀胱カテーテル関連尿路感染症 ・SSI（稀） ・カテーテル関連血流感染症 ・血栓性静脈炎/深部静脈血栓症 ・肺塞栓	・SSI ・カテーテル関連血流感染症 ・*Clostridium difficile* 感染症 ・薬剤熱 ・血栓性静脈炎/深部静脈血栓症 ・肺塞栓	・輸血関連のウイルス感染症 ・SSI（人工物関連） ・遅延性蜂窩織炎（静脈・リンパの途絶を伴う術後） ・感染性心内膜炎

（文献1より一部改変）

診断と経過

血液培養2セット採取後，すぐにCTガイド下で膿瘍の経皮ドレナージ術を施行した．得られた検体のグラム染色では多菌種（poly-microbial pattern）を認めた（図1）．抗菌薬はタゾバクタム・ピペラシリン4.5g 6時間ごとを選択し，絶食の上で補液を行い，保存的に加療する方針とした．状態悪化時には膿瘍部位の再評価を行い，追加ドレナージもしくは開腹洗浄ドレナージを検討する方針とした．入院3日目に解熱が得られ，右下腹部痛も軽減した．入院5日目に膿瘍の培養から

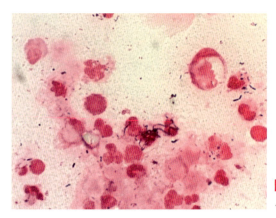

図1 腹腔内膿瘍のグラム染色（倍率1,000倍）

は，大腸菌，*Klebsiella pneumoniae*，*Enterococcus faecium*，*Bacteroides fragilis* が検出され，感受性良好であったためアンピシリン・スルバクタム3g 6時間ごとの投与に変更した．血液培養は陰性であった．悪化なく経過し入院7日目に飲水を開始し，入院9日目に流動食を始めた．画像上膿瘍腔が残存するものの縮小傾向であることとドレーンの排液量が少なくなっていることから，入院10日目にドレーンを抜去した．入院15日目にアモキシシリン・クラブラン酸250mg 1日3回とアモキシシリン250mg 1日3回の内服に変更し，入院18日目に退院とした．退院後も悪化なく経過し，抗菌薬は計6週間で投与終了とした．

大腸切除後の手術部位感染症

　予定された大腸がん手術は1999年のCDCのSSI予防ガイドラインにおける手術創分類（**表2**）[2]のクラスⅡに相当（準清潔）するが，術中に腸管内容物の流出があると微生物の菌量および曝露が増えるためSSIリスクが高い手術となる（クラスⅢ）．大腸切除後患者のSSIの発生率は13％で，表層切開部位，深部切開部位，臓器・体腔のSSIはそれぞれ8％，1.4％，3.8％と報告されている[3]．臓器・体腔のSSIの中で縫合不全は高い死亡率を有し，Tevisら[4]は，縫合不全がない症例と比較して死亡率が6倍高かったと報告している．早期の縫合不全では汎発性腹膜炎をきたしやすく，

表2 手術創分類

クラスⅠ／清潔 (Clean)：
- 感染や炎症がない。
- 呼吸器，消化管，生殖器，尿路は含まれない。
- 一時縫合

〈例〉乳房切除術，甲状腺摘出術

クラスⅡ／準清潔 (Clean-Contaminated)：
- 管理された状態の呼吸器，消化器，生殖器，尿路に対する手術
- 胆道，虫垂，腟，口咽頭も含める。
- 特別な汚染がない。

〈例〉肺切除術，胃切除術，子宮摘出術，胆嚢摘出術

クラスⅢ／汚染 (Contaminated)：
- 開放性の，新鮮な，偶発的な傷
- 無菌的操作を損なう手術 (開胸心マッサージ等)
- 腸管内容物の流出
- 膿がない急性炎症の手術

〈例〉急性胆嚢炎，急性虫垂炎

クラスⅣ／不潔・感染 (Dirty-Infected)：
- 古い外傷性の傷で壊死組織が残っていたり，臨床的に感染が存在していたり，内臓穿孔がある。
- 術後感染を起こす細菌が，術前から術野に存在する場合

〈例〉消化管穿孔，腹腔内膿瘍

(文献2より引用)

晩期の縫合不全では腹腔内膿瘍・限局性腹膜炎を呈することが多い。可能性のある多くの危険因子 (憩室性の病変，直腸切除，緊急手術，喫煙，BMI，性別，ステロイドの使用，放射線療法，化学療法，ASAスコア，心血管系の病気の既往，手縫いか器械吻合か，ドレナージの有無，手術時間など) が報告されているが，依然として縫合不全の発生率は2〜24%と高い[5]。

minor leakの縫合不全は腹腔内膿瘍の前段階となることが知られている。腹腔内膿瘍は感染部位により診断や治療に難易度が生じ，抗菌薬と適切なドレナージで容易に治癒するものから，しばしば重症化して再手術を余儀なくされるもの，敗血症から多臓器不全に至るものまで様々である。Blumettiらは，腹腔内膿瘍を発症した患者の周術期死亡率は，約4.8倍高かったと報告している[6]。

診断のポイント

他疾患の除外

　本症例では右下腹部に局在が明らかであったが、臓器・体腔のSSIにおいては発熱のみで局所所見がはっきりしない症例も多い。また、術後患者の発熱の原因は多岐にわたるため、表1に示したように、原因を考えるにあたりまず術後の自然経過、術後何日目の発熱かによって鑑別が異なることを知っておくとよい。表3に手術後の発熱の原因を示すが、感染性以外にも非感染性で特に致死的となる発熱の原因（深部静脈血栓症や肺塞栓症など）については常に意識することを心がける。

表3　手術後の発熱の原因

感染性		SSI，肺炎，尿路感染症，カテーテル関連血流感染症，抗菌薬関連下痢症，副鼻腔炎，中耳炎，腹腔内膿瘍，髄膜炎，急性胆嚢炎，輸血関連ウイルス疾患，異物感染，骨髄炎，感染性心内膜炎
非感染性	SSIを除く手術部位の炎症	血腫，縫合糸に対する反応
	血栓	下肢静脈血栓症，肺塞栓
	炎症性	痛風，偽痛風，膵炎
	血管系	脳梗塞，脳出血，くも膜下出血，心筋梗塞，腸管虚血/梗塞
	その他	薬剤性，薬物/アルコール離脱，輸血への反応，移植片拒絶反応，甲状腺機能亢進症，副腎不全，腫瘍熱

（文献1より一部改変）

Carnett's徴候

　本症例では腹膜刺激症状を伴っており，局在が腹腔内であることが明らかであったが，SSIにおいて創部表面に所見がなく腹膜刺激症状もない場合，腹痛の原因が腹壁か腹腔内かで悩むことがある。Carnett's徴候は，腹痛の原因が腹壁性か腹腔内であるかの鑑別に有用な身体診察法である。1) 仰臥位で腕をクロスさせて胸に置き，2) 最強圧痛点を確認し，同じ力で圧迫，3) 頭と肩がわずかに浮く程度に挙上させ，腹部の筋肉を緊張させる。圧痛が減弱するなら腹腔内臓器の疼痛を示唆し，圧痛が増強もしくは不変であれば腹壁性の疼痛を示唆する（図2）。Takadaら[7]は，Carnett's徴候の陽性尤度比を2.62（95% CI，2.45〜2.81），陰性尤度比を0.23（95% CI，0.13〜0.41）と報告している。

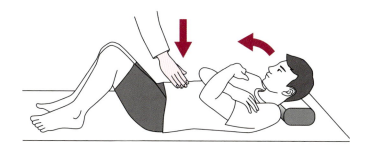

図2 Carnett's徴候

治療のポイント

抗菌薬は何を選択すべきか

　治療において最も重要なことは膿瘍のドレナージであり，原因菌推定のためにも，まず積極的にドレナージを行うことを検討する。本症例では縫合不全から腹腔内膿瘍をきたしていると考えられるため，腸内細菌と嫌気性菌をカバーした抗菌薬を選択するべきである。また抗菌薬選択においては施設のアンチバイオグラムを参考にすることも重要である。2010年のIDSAの複雑性腹腔内感染症のガイドラインでは医療関連腹腔内感染症のエンピリック治療にカルバペネムやタゾバ

クタム・ピペラシリンといった広域抗菌薬の使用が推奨されている[8]。一方で2006年のベルギーの腹腔内感染症のガイドライン[9]では，長期抗菌薬歴（prior prolonged antimicrobial therapy：PPA）を「過去2週間以内に5日以上」と定義し，医療関連感染であっても吻合部縫合不全や腹腔内膿瘍はPPAがなければアモキシシリン・クラブラン酸，PPAがあればタゾバクタム・ピペラシリンとしており，広域抗菌薬の過剰使用に配慮した形をとっている。

当科においては患者の重症度，臨床経過，免疫状態を考慮して抗菌薬を選択する方針としている。本症例は急性の経過で腹膜炎をきたしていたことから広域抗菌薬のタゾバクタム・ピペラシリンを選択した。一方で，慢性の経過で，腹膜刺激症状もなく，免疫抑制（好中球数減少，ステロイド投与など）もない数日経過をみることができそうな症例であれば，セフメタゾールで開始し，臨床経過および培養結果を参考にして悪化時に抗菌薬スペクトラムをescalationすることも考慮される。なお好中球数減少状態の患者では症状や所見が出にくい割に，進行が早く，稀な微生物が原因菌となることもあるため，広域抗菌薬の使用を検討する[10]。広域抗菌薬の使用が広がる現在，1例1例をしっかり検討し，広域抗菌薬をなるべくスペアするスタンスを維持することも副作用および耐性菌抑制の観点から重要であると思われる。なお当施設においては大腸菌に対するアンピシリン・スルバクタムの感受性が70％と低下しているため，腹腔内感染症に対するエンピリック治療においてやや使いづらい状況となっている。

適切な治療期間は？

IDSAのガイドライン[8]では，感染源の十分なコントロールが困難な場合を除き確立した感染症の抗菌薬治療は4～7日間に限定するべきと記載されている。また，Sawyerら[11]は，適切な感染巣コントロール処置を受けた腹腔内感染症の患者において約4日間の抗菌薬治療は長期抗菌薬療法（約8日）と同等であったと報告している。しかしながら，ドレナージ困難の腹腔内膿瘍およびドレナージ後も膿瘍が残存する症例の治療期間について検討された研究は存在しない。

Bamberger[12]は，ドレナージをしない細菌性膿瘍の治療をレビューし，抗菌薬

治療単独での成功率は85.9％で，治療失敗の予測因子として膿瘍径5cm以上（OR = 37.7；p = 0.0003），4週未満の抗菌薬治療期間（OR = 49.1；p＜0.0001）と報告している。ただし，この研究において，多くの症例は肝膿瘍，脳膿瘍，腎膿瘍と実質臓器の膿瘍が対象となっており腹腔内膿瘍は含まれていない。Kumarら[13]は，腹腔内膿瘍の患者をレビューし膿瘍径が＞6.5cm，最高体温が38.4℃を超えると治療失敗の可能性が高くなるため経皮ドレナージが必要であったと報告している。また小児の虫垂炎後の膿瘍の報告であるが，Leeら[14]は，約8割の患者が抗菌薬治療単独で治癒し，平均治療期間が24日であったとしている。

　以上より，当科ではドレナージ困難および不良の腹腔内膿瘍の治療期間は最低3〜4週以上の方針としている。

内服変更のタイミングは？

　Nottingham大学病院が提唱している抗菌薬の内服スイッチに関するガイドライン（COMS）を紹介する[15]。COMSはそれぞれ

　C：clinical improvement observed（臨床的に改善している）
　O：oral route is not compromised（経口投与可能）
　M：markers showing a trend towards normal（バイタルの安定とWBCの改善）
　S：specific indication／deep-seated infection（特別な病態と深部感染症）

の頭文字である。通常抗菌薬治療開始24〜48時間の時点でCOMSを考慮するが，本症例では2週間の静注療法後にアモキシシリン・クラブラン酸とアモキシシリンの内服に変更した。なお，"S"については，1）初回から2週間の静注療法が必要な深部感染症として，肝膿瘍，骨髄炎，化膿性関節炎，膿胸，空洞を伴う肺炎が挙げられており，2）長期間の経静脈投与が必要となるハイリスク感染症には，黄色ブドウ球菌菌血症，重症壊死性軟部組織感染症，化学療法に伴う重症発熱性好中球減少症，人工物感染，髄膜炎，脳炎，頭蓋内膿瘍，縦隔炎，心内膜炎，嚢胞性線維症／気管支拡張症の急性増悪，ドレナージが不十分な膿瘍，膿胸が挙げられている。

感染症診療のロジック

- 患者背景：盲腸がん術後
- 臓器：腹腔内膿瘍
- 原因微生物：腸内細菌と嫌気性菌
- 抗菌薬：タゾバクタム・ピペラシリン→アンピシリン・スルバクタム→アモキシシリン・クラブラン酸＋アモキシシリン
- 適切な経過観察：
    - 2週間の静注後，内服に変更
    - 計6週間の抗菌薬投与

この症例のポイント

❶ 術後の腹腔内感染症の予後が悪いため，積極的に疑い治療する。
❷ 膿瘍のドレナージを積極的に検討する。

文献

〈手術後の発熱に関して詳しく記載されている〉
1) UpToDate：Postoperative fever.

〈1999年のCDCのSSI予防ガイドライン〉
2) Mangram AJ, et al：Guidelines for prevention of surgical site infection, 1999. Infect Control Hosp Epidemiol. 1999；20(4)：250-78.

〈大腸切除術後の手術部位感染症のタイプ別の危険因子の評価に関する論文〉
3) Segal CG, et al：An evaluation of differences in risk factors for individual types of surgical site infections after colon surgery. Surgery. 2014；156(5)：1253-60.

〈結腸切除後の縫合不全と救命失敗率の論文〉
4) Tevis SE, et al：Does Anastomotic Leak Contribute to High Failure-to-rescue Rates? Ann Surg. 2015(Epub ahead of print)

〈大腸切除術後の縫合不全の危険因子に関する論文〉
5) Komen N, et al：Calcium score：a new risk factor for colorectal anastomotic leakage. Am J Surg. 2011；201(6)：759-65.

〈大腸切除後のSSIの論文〉
6) Blumetti J, et al：Surgical site infections after colorectal surgery：do risk factors vary

depending on the type of infection considered? Surgery. 2007;142(5):704-11.
〈Carnett's 徴候の検査精度〉
7) Takada T, et al:Diagnostic usefulness of Carnett's test in psychogenic abdominal pain. Intern Med. 2011;50(3):213-7.

〈2010年のIDSAの成人・小児における複雑性腹腔内感染症のガイドライン〉
8) Solomkin JS, et al:Diagnosis and management of complicated intra-abdominal infection in adults and children:guidelines by the Surgical Infection Society and the Infectious Diseases Society of America. Clin Infect Dis. 2010;50(2):133-64.

〈2006年のベルギーの腹腔内感染症のガイドライン〉
9) Laterre PF, et al:Antimicrobial therapy for intra-abdominal infections:guidelines from the Infectious Disease Advisory Board (IDAB). Acta Chir Belg. 2006;106(1):2-21.

〈好中球数減少患者の感染症の特徴に関するレビュー〉
10) Bodey GP:Unusual presentations of infection in neutropenic patients. Int J Antimicrob Agents. 2000;16(2):93-5.

〈腹腔内感染症に対する短期間の抗菌薬療法に関する研究〉
11) Sawyer RG, et al:Trial of short-course antimicrobial therapy for intraabdominal infection. N Engl J Med. 2015;372(21);1996-2005.

〈ドレナージなしでの細菌性膿瘍治療のアウトカムに関するレビュー〉
12) Bamberger DM:Outcome of medical treatment of bacterial abscesses without therapeutic drainage:review of cases reported in the literature. Clin Infect Dis. 1996;23(3):592-603.

〈抗菌薬と経皮ドレナージによる腹腔内膿瘍の治療成功マネジメントに影響する因子に関する研究〉
13) Kumar RR, et al:Factors affecting the successful management of intra-abdominal abscesses with antibiotics and the need for percutaneous drainage. Dis Colon Rectum. 2006;49(2):183-9.

〈小児の虫垂炎術後の腹腔内膿瘍に対する抗菌薬治療の研究〉
14) Lee MJ, et al:Conservative treatment of intra-abdominal abscess in children. Zhonghua Min Guo Xiao Er Ke Yi Xue Hui Za Zhi. 1998;39(5):301-5.

〈2010年にNottingham大学病院が提唱した抗菌薬の内服スイッチに関するガイドライン〉
15) Nottingham University Hospitals Antibiotic Guidelines Committee. Guideline for the intravenous to oral switch of antibiotic therapy. 2010 [http://www.pharmyaring.com/pic/p_100119223056.pdf]

(伊東直哉)

コラム

感染症科以外の進路

　私は静岡がんセンターで研修後，移植内科医のトレーニングを経て今に至ります。腎臓内科医，移植内科医として，また他科の先生方からご相談頂いた感染症の患者さんを併診させて頂きながら日々仕事をしています。

　私は特に腎移植レシピエントに合併する感染症を適切にマネジメントし，より一層の予後改善に貢献したいと考えています。腎移植レシピエントの予後として生存と移植腎生着は共に大切です。日本では腎移植レシピエントの死因の第1位は感染症，第2位は心血管疾患です。感染症内科医が固形臓器移植レシピエントに合併する感染症のマネジメントに介入することで，生存予後を改善できる可能性が示唆されています。しかし，現時点で腎臓を含め移植臓器生着を改善したという報告は見つけられません。

　感染症と腎障害と心血管疾患は密接に関連しています。重症敗血症の約50％に急性腎障害（AKI）が起こり，腎臓は障害臓器として最も頻度が高い臓器です。AKIは慢性腎障害（CKD）のリスクであり，AKIを繰り返すほどCKDの進展が早くなります。また，CKDの存在自体がAKI誘発のリスク因子です。つまりAKIを発症することがCKDにつながり，それがまたAKIの発症につながるという悪循環を生みます。さらに，腎移植では感染症の治療の一環として免疫抑制をゆるめることがあり，それにより拒絶反応が誘発されCKDにつながります。CKDの進展に従い心血管疾患のリスクも併せて増加します。また，感染症を発症すること自体が心血管疾患のリスクを高めます。

　これらの点から，生存はもちろん，長期の移植腎生着や心血管疾患の発症を考えると，腎移植レシピエントの感染症のマネジメントを適切に行うことが，目で見えやすい感染症自体の予後と併せて目では見えにくい移植腎生着の改善，心血管疾患のリスク軽減につながり，より一層腎移植レシピエントの予後を改善すると信じながら日々の感染症診療を行っています。

（伊藤健太）

13 周術期抗菌薬

現場からのクリニカルクエスチョン

1. 手術部位ごとの選択すべき抗菌薬は？
2. 周術期抗菌薬の投与タイミング・投与期間は？
3. ムピロシン軟膏の有用性は？

はじめに

　手術部位感染とは，術後30日以内（人工物を挿入した場合は1年以内）に手術部位に生じた感染症である[1]。手術部位感染は院内感染症のうち17%を占めていたという報告もありその対策は重要である[2]。がん診療において外科手術は大きな部分を占めており，手術部位感染が発生すると在院日数や医療費の増加だけでなく，外見上の後遺症，さらに重篤な感染症の発症などをきたす可能性がある。その対策は多岐にわたるが，ここでは周術期抗菌薬やムピロシンの有用性に焦点を絞り解説する。

症例：MRSA保菌者への周術期抗菌薬

症例　進行胃がん術前の患者
主訴　手術目的

現病歴	前医で胃がんの診断を受け、今回当院で胃全摘術施行予定。前医での鼻腔検査でメチシリン耐性黄色ブドウ球菌 (methicillin-resistant *Staphylococcus aureus*：MRSA) を検出した。
アレルギー歴	なし
既往歴	なし
服用歴	なし
生活歴	喫煙10本/日×20年。10年前から禁煙。飲酒なし
身体所見	身長175cm，体重70kg。血圧135/65mmHg，脈拍70回/分，整。呼吸数12回/分，体温 36.5℃，SpO_2 96% (室内気)。全身状態はよい。貧血・黄疸なし。心音，呼吸音に異常なし。腹部平坦，軟，圧痛なし
検査所見	特記事項なし

この症例をどう考えるか

　本症例は進行胃がん術前の患者であり、現時点で感染徴候はない。前医で鼻腔よりMRSAが検出されている。このようなケースでの手術部位ごとの選択すべき抗菌薬、周術期抗菌薬の投与タイミング・投与期間、ムピロシン軟膏の有用性について解説する。

診断と経過

　ムピロシンは使用せず、周術期抗菌薬としてセファゾリン1gを術前に投与した。胃全摘術後24時間でセファゾリン投与は終了した。

診断のポイント

(手術部位ごとの選択すべき抗菌薬は？)

　手術創は汚染度によりclean (清潔)，clean-contaminated (準清潔)，contaminated（汚染），dirty-infected（感染）の4つに分類される〔臓器・体腔の手術部位感染症 表2（☞p155）参照〕[1]。手術部位感染全体の頻度（表1），および部位別の原因微生物〔表層切開部位の手術部位感染症 表3（☞p143）参照〕をまとめた[1]。原因微生物は黄色ブドウ球菌，コアグラーゼ陰性ブドウ球菌などの皮膚表面の微生物の頻度が高い[3]。

基本的には皮膚，および手術部位に存在する微生物のカバーを行う。たとえば下部消化管の手術では皮膚表面の微生物に加え，消化管内のグラム陰性桿菌，嫌気性菌までカバーとなる。

推奨の予防的抗菌薬を表2に記した[4]。主にセファゾリン，セフメタゾールを選択する。海外ではセファマイシン系としてセフォキシチン，セフォテタンが推奨されているが，日本ではセフメタゾールで代用可能である。

βラクタムアレルギーの場合，セファゾリン→バンコマイシンorクリンダマイシン，セフメタゾール→（メトロニダゾールorクリンダマイシン）＋（アミノグリコシドorフルオロキノロン）の組み合わせで使用する。

表1 主な原因微生物

原因微生物	感染で占める割合（%）
黄色ブドウ球菌	30
コアグラーゼ陰性ブドウ球菌	14
腸球菌	11
大腸菌	10
緑膿菌	6
エンテロバクター	4
クレブシエラ	4
カンジダ	2
アシネトバクター	1
その他	19

表層切開部の感染であれば，ほぼ皮膚・軟部組織の黄色ブドウ球菌感染症と考えてよいが，感染巣が腹腔など深部に及ぶ場合には手術侵襲のあった腸管などの細菌叢が原因菌（例：大腸菌やBacteroides）となる。 （文献2より引用）

表2 推奨予防抗菌薬

手術	推奨薬	代替薬（βラクタムアレルギー）
心臓血管手術	セファゾリン	クリンダマイシン or バンコマイシン
胸部・肺	セファゾリン アンピシリン・スルバクタム	クリンダマイシン or バンコマイシン
胃・十二指腸（膵頭十二指腸切除術含む）		
胆道系－開腹手術	セファゾリン セフメタゾール アンピシリン・スルバクタム	（クリンダマイシン or バンコマイシン）＋（アミノグリコシド or アズトレオナム or キノロン）
胆道系－腹腔鏡手術		
待機手術：低リスク	なし	なし
待機手術：高リスク	セファゾリン セフメタゾール アンピシリン・スルバクタム	（クリンダマイシン or バンコマイシン）＋（アミノグリコシド or アズトレオナム or キノロン） メトロニダゾール＋（アミノグリコシド or キノロン）
非複雑性虫垂炎の虫垂切除術	セフメタゾール セファゾリン＋メトロニダゾール	クリンダマイシン ＋（アミノグリコシド or アズトレオナム or キノロン） メトロニダゾール＋（アミノグリコシド or キノロン）
小腸		
小腸－閉塞なし	セファゾリン	クリンダマイシン ＋（アミノグリコシド or アズトレオナム or キノロン）
小腸－閉塞あり	セフメタゾール セファゾリン＋メトロニダゾール	メトロニダゾール＋（アミノグリコシド or キノロン）
ヘルニア修復術	セファゾリン	クリンダマイシン バンコマイシン
大腸	セファゾリン＋メトロニダゾール セフメタゾール アンピシリン・スルバクタム	クリンダマイシン ＋（アミノグリコシド or アズトレオナム or キノロン） メトロニダゾール＋（アミノグリコシド or キノロン）
頭頸部		
清潔手術	なし	なし
清潔手術，人工物挿入あり（鼓膜切開チューブ除く）	セファゾリン	クリンダマイシン

(▼表2続き)

手術	推奨薬	代替薬（βラクタムアレルギー）
準清潔手術	セファゾリン+メトロニダゾール アンピシリン・スルバクタム	クリンダマイシン
脳神経外科	セファゾリン	クリンダマイシン or バンコマイシン
産婦人科		
帝王切開	セファゾリン	クリンダマイシン+アミノグリコシド
子宮摘出術（経腟 or 開腹）	セファゾリン セフメタゾール アンピシリン・スルバクタム	（クリンダマイシン or バンコマイシン）+（アミノグリコシド or アズトレオナム or キノロン） メトロニダゾール+（アミノグリコシド or キノロン）
眼科		
整形外科		
四肢の清潔手術（人工物挿入なし）	なし	なし
脊椎手術・大腿骨骨折・内固定デバイス固定・関節置換術	セファゾリン	クリンダマイシン or バンコマイシン
泌尿器科		
経直腸前立腺生検などの危険因子のある下部尿路への器具挿入	キノロン ST合剤 セファゾリン	アミノグリコシド±クリンダマイシン
人工物		

（文献4より引用）

治療のポイント

抗菌薬投与開始のタイミング

　最適なタイミングは手術による皮膚切開前の60分以内に投与を開始し、開始までに投与終了するように投与すべきである[5,6]。ただし、バンコマイシンやフルオロキノロンなど、緩徐に投与する必要がある抗菌薬は開始2時間以内の投与が推奨されている[4]。

抗菌薬の量

表3に記した。セファゾリンを例にとると，基本的には1gずつ投与となる。体重が増えると相対的に血中濃度が低くなるかもしれない。またセファゾリンは安価で安全であることから，80kg以上では2gずつ，120kg以上では3gずつ投与してもよいとされる[4]。

表3 予防投与に用いる抗菌薬の投与量・投与間隔

薬剤	成人投与量	半減期（腎機能正常例）（時間）	再投与までの時間
アンピシリン・スルバクタム	3g（アンピシリン2g/スルバクタム1g）	0.8〜1.3	2
タゾバクタム・ピペラシリン	3.375g	0.7〜1.2	2
バンコマイシン	15mg/kg	4〜8	NA
アンピシリン	2g	1〜1.9	2
アズトレオナム	2g	1.3〜2.4	4
セファゾリン	2g 体重120kg以上では3g	1.2〜2.2	4
セフォタキシム	1g	0.9〜1.7	3
セフトリアキソン	2g	5.4〜10.9	NA
シプロフロキサシン	400mg	3〜7	NA
レボフロキサシン	500mg	6〜8	NA
クリンダマイシン	900mg	2〜4	6
モキシフロキサシン	400mg	8〜15	NA
メトロニダゾール	500mg	6〜8	NA
ゲンタマイシン	5mg/kg（補正体重）1回投与	2〜3	NA
フルコナゾール	400mg	30	NA
経口薬；大腸手術周術期予防（機械的腸管前処置と併用）			
エリスロマイシン	1g	0.8〜1.3	NA
メトロニダゾール	1g	6〜10	NA
ネオマイシン	1g	2〜3 正常な消化管では3％吸収される	NA

NA: Not applicable

（文献4より引用）

抗菌薬追加投与のタイミング

　追加投与のタイミングは2つ，①手術時間が術前抗菌薬の半減期の2倍を超えた場合，②術中の出血量が1,500mLを超えた場合である。①に関しては，追加投与は手術開始時間からではなく，初回投与開始からの時間で再投与を行う。たとえばセファゾリンの半減期は1.2〜2.2時間であるため，約2倍の3〜4時間で投与を行う。静岡がんセンターではセファゾリン，セフメタゾールを3時間ごとに追加投与している。バンコマイシンは半減期が4〜8時間と長いため，多くの手術では術前単回投与で終了となる。②に関しては，抗菌薬は出血により失われるため，出血量が多い場合は①の予定を待つことなく追加投与を行う。

抗菌薬の投与期間

　2013年のガイドライン[4]では，基本的にはどのような手術でも術中のみで十分であり，術後24時間以内に終了すべきと記載されている。ドレーン留置に伴う抗菌薬延長を支持する研究結果はない。心臓血管外科領域に関しては基本的には術後24時間のスタンスであるが，エキスパートオピニオンで術後48時間まで継続してもよいとされている。ただし心臓血管外科領域においても48時間以上術後抗菌薬を続けた場合，48時間以下と比較して耐性誘導のリスクが上昇したという研究があり[7]，長くとも48時間は超えない。

　2014年のCDCガイドラインのdraft[8]では一歩踏み込んだ内容となっており，清潔手術と準清潔手術では，ドレーンの有無にかかわらず，創の縫合閉鎖後に予防抗菌薬を投与しない（1A）となっている。人工関節形成術でも同様と記載されている。

MRSA保菌者に対する対策

　MRSAの鼻腔への定着は，手術部位感染のリスクを上昇することが知られている。米国では黄色ブドウ球菌による手術部位感染は30％で原因微生物として最多であり，保菌することでリスクは2〜14倍に上昇する[4]。

術前のMRSA保菌者に対する除菌を考える場合，①どの患者をスクリーニングし，②どのような対策を行うか，という2つの軸で考える必要がある。

①どの患者のスクリーニングを行うか？

　いずれのガイドラインも全手術患者に対してのMRSA保菌のスクリーニングは推奨しておらず，ハイリスク患者に限定することで効果が期待されうる。Wenzelは1つの案として，スクリーニングの対象として心臓手術患者，人工関節などのインプラント挿入手術患者，重度免疫不全合併手術患者を挙げている[9]。また，日本化学療法学会・日本感染症学会の「MRSA感染症の治療ガイドライン2014」では，術前のスクリーニングを「考慮する」対象として（必ずするという意味ではない），MRSA保菌のハイリスク患者（MRSA感染の既往，転院または最近における病院への入院，長期療養型病床群もしくは介護施設に入所，血液透析など）を挙げている[10]。米国医療疫学学会・米国感染症学会が2014年に発表したpractice recommendationでは，心臓血管外科・整形外科手術などのハイリスク患者ではスクリーニングを行う（陽性の場合は除菌）としており，一歩踏み込んだ内容となっている[11]。施設間でMRSA分離率も異なるため一律にとはいかないが，アウトブレイクなど極端に分離率が高い状況でなければ，心血管手術やインプラント手術患者などハイリスク患者に対してMRSAスクリーニングを考慮する，という対応になると思われる。

②どのような対策を行うか？　特にムピロシン軟膏によるMRSA除菌について

　保菌者と判明したときに検討すべき対策は大きくわけて3つ，すなわち①接触感染対策（これは行う），②除菌するかどうか，③術中のバンコマイシン投与をするかどうか，である。ここでは除菌するかどうかについて述べる。

　除菌をする場合，これまで研究されてきている方法は2つであり，ムピロシン軟膏の鼻腔内塗布，および4％クロルヘキシジングルコン酸塩液を用いたシャワー／入浴である。ムピロシン軟膏の鼻前庭への塗布はこれまで多く検討されてきた。除菌の有用性を示した研究の多くは心臓手術，整形外科手術の患者であり，これらの患者に関しては許容されている[11]。消化器外科領域の患者に対してのデータは少なく，現時点ではハイリスクの手術に対して感染対策チームや感染症医

と相談し，ケースバイケースで判断することとなる。

　使用する場合，ムピロシン軟膏を1日2回，術前5日間，鼻腔内に塗布するプラクティスを選択することが多い（標準的な時期，投与期間は現時点で標準化されていない）。ムピロシン軟膏に加え，4％クロルヘキシジングルコン酸塩液を用いたシャワー／入浴を組み合わせることでの有用性を示した研究は多い[12, 13)]。

　一方で，ムピロシン使用量とムピロシン耐性黄色ブドウ球菌の出現が関連しており，症例を限って使用する必要がある。ある研究では制限なしのムピロシン軟膏使用，創傷や褥瘡へのムピロシン使用が耐性化と強く関連していた[14)]。

　静岡がんセンターではMRSA分離率が低く，心臓血管外科手術がないことが関連しているが，一部の例外を除きムピロシンを使用していない。

感染症診療のロジック

- 患者背景：進行胃がん術前，鼻腔よりMRSAを検出
- 臓器：―
- 原因微生物：黄色ブドウ球菌，表皮ブドウ球菌
- 抗菌薬：セファゾリン1g
- 適切な経過観察：
  ・ムピロシンは使用せず手術へ
  ・手術前1時間よりセファゾリンの投与開始
  ・術後は術後24時間まで投与として終了

この症例のポイント

❶ 周術期抗菌薬は，術前投与タイミング，抗菌薬投与量，追加投与のタイミング，術後投与期間を意識する。
❷ MRSAのスクリーニングは全患者で行う必要はない。
❸ ムピロシン軟膏の使用は症例を限定して使用する。

文 献

〈1999年米国疾病予防管理センターの手術部位感染ガイドライン〉
1) Mangram AJ, et al:Guideline for prevention of surgical site infection, 1999. Hospital Infection Control Practices Advisory Committee. Infect Control Hosp Epidemiol. 1999;20(4):250-78;quiz 279-80.

〈尿路感染症,手術部位感染,呼吸器感染,血流感染症が院内4大感染症〉
2) Weinstein RA: Nosocomial infection update. Emerg Infect Dis. 1998;4(3):416-20.

〈米国での手術部位感染の原因微生物などに関するサーベイランス〉
3) Hidron AI, et al:NHSN annual update:antimicrobial-resistant pathogens associated with healthcare-associated infections:annual summary of data reported to the National Healthcare Safety Network at the Centers for Disease Control and Prevention, 2006-2007. Infect Control Hosp Epidemiol. 2008;29(11): 996-1011.

〈2013年米国ガイドライン〉
4) Bratzler DW, et al: Clinical practice guidelines for antimicrobial prophylaxis in surgery. Am J Health Syst Pharm. 2013;70(3):195-283.

〈術前抗菌薬のタイミングと手術部位感染症の関係を表した研究〉
5) Classen DC, et al:The timing of prophylactic administration of antibiotics and the risk of surgical-wound infection. N Engl J Med. 1992;326(5):281-6.
6) Steinberg JP, et al:Timing of antimicrobial prophylaxis and the risk of surgical site infections:results from the Trial to Reduce Antimicrobial Prophylaxis Errors. Ann Surg. 2009;250(1):10-6.

〈冠動脈バイパス術後の術後抗菌薬の期間。48時間以上の抗菌薬は耐性菌のリスクが上昇〉
7) Harbarth S, et al:Prolonged antibiotic prophylaxis after cardiovascular surgery and its effect on surgical site infections and antimicrobial resistance. Circulation. 2000;101(25):2916-21.

〈2014年米国疾病予防管理センターの手術部位感染ガイドライン draft〉
8) Berríos-Torres SI, et al:Draft guideline for the prevention of surgical site infection [http://www.jscva.org/files/CDC-SSI_Guideline_Draft2014.pdf]

〈手術部位感染に関する editorial 〉
9) Wenzel RP:Minimizing surgical-site infections. N Engl J Med. 2010;362(1):75-7.

〈日本版MRSA感染症治療ガイドライン〉
10) 公益社団法人日本化学療法学会・一般社団法人日本感染症学会 MRSA感染症の治療ガイドライン作成委員会:MRSA感染症の治療ガイドライン-改訂版-2014.

〈2014年米国医療疫学学会・米国感染症学会合同の,急性期病院での手術部位感染予防の論文〉
11) Anderson DJ, et al:Strategies to prevent surgical site infections in acute care

hospitals: 2014 update. Infect Control Hosp Epidemiol. 2014; 35(6): 605-27.

〈ムピロシンに加えて4％クロルヘキシジングルコン酸塩液を用いたシャワー／入浴を組み合わせることでの有用性を示した研究〉

12) Ridenour G, et al: Selective use of intranasal mupirocin and chlorhexidine bathing and the incidence of methicillin-resistant *Staphylococcus aureus* colonization and infection among intensive care unit patients. Infect Control Hosp Epidemiol. 2007; 28(10): 1155-61.

13) Wendt C, et al: Value of whole-body washing with chlorhexidine for the eradication of methicillin-resistant Staphylococcus aureus: a randomized, placebo-controlled, double-blind clinical trial. Infect Control Hosp Epidemiol. 2007; 28(9): 1036-43.

〈ムピロシン耐性についての研究　制限なしに使うと耐性化を惹起する〉

14) Hetem DJ, et al: Clinical relevance of mupirocin resistance in *Staphylococcus aureus*. J Hosp Infect. 2013; 85(4): 249-56.

(羽田野義郎)

各論

14 三次性腹膜炎

現場からのクリニカルクエスチョン

1. 三次性腹膜炎を想定するシチュエーションとは？
2. 三次性腹膜炎の主な原因微生物は？
3. 三次性腹膜炎の治療期間は？

はじめに

　細菌性腹膜炎は一次性から三次性までの3種類に分類される。一次性腹膜炎は明らかな腸管穿孔がなく，肝硬変やネフローゼ症候群（小児）の患者にみられることが多い。二次性腹膜炎は腸管穿孔を誘因に急性発症する場合と，術中汚染や縫合不全を誘因に術後発症する場合とにわけられる[1]。感染症内科医が外科チームから受けるコンサルテーションの中で，特に頻度が高いのがこのタイプである[2]。では，三次性腹膜炎とはどのようなものか？ 端的に言うと，**一次性または二次性腹膜炎に対して適切な治療を施したにもかかわらず，持続または再発する腹膜炎のことである**[1]。一次性や二次性腹膜炎に比べるとあまり馴染みがないかもしれないが，ぜひ知っておきたい疾患である。

症例：Candida albicans による三次性腹膜炎

症例 B細胞リンパ腫に対してR-CHOP療法中に，急性汎発性腹膜炎で緊急手術が施行された患者

主訴 術後の遷延する発熱

現病歴	（術中・術後経過） 開腹にて空腸（腫瘍浸潤部）の穿孔と判明し，小腸部分切除および腹腔ドレナージが施行され，抗菌薬はタゾバクタム・ピペラシリン（TAZ/PIPC）4.5g 6時間ごと静注で開始された。術中の腹水培養から *Klebsiella pneumoniae* が検出され，感受性のあるTAZ/PIPCが継続されたが，術後72時間が経過した後も38℃台の発熱が続いた。術後9日目に遺残膿瘍の検索目的に腹部造影CTが施行され，肝下面，左横隔膜下，右傍結腸に液体貯留を認めた。肝下面の液体貯留に対して経皮的ドレナージが施行され，抗菌薬マネジメントについて感染症内科にコンサルテーションがあり対応した。
アレルギー歴	なし
既往歴	虫垂炎（虫垂切除術 50年前）
服用歴	なし
生活歴	喫煙10本/日×40年。飲酒なし
身体所見	（コンサルテーション時） 血圧129/64mmHg，脈拍85回/分，呼吸数18回/分，体温38.2℃，SpO$_2$ 98%（室内気）。意識清明。貧血・黄疸・点状出血なし。口腔内白苔なし。crackles wheeze，心雑音聴取せず。腹部軟，左上腹部に軽度圧痛あり。創部に発赤・圧痛・排膿なし。ドレーン排液（ダグラス窩：少量，漿液性。左横隔膜下：中等量，漿液性）。CVA（肋骨脊椎角）叩打痛なし。関節に腫脹・発赤なし。末梢静脈ライン刺入部に発赤・圧痛なし
検査所見	（コンサルテーション時）
血液検査	WBC 11,160/μL，好中球91%，Hb 8.6g/dL，Plt 23.4×10^4/μL，AST 18U/L，ALT 7U/L，LDH 204U/L，ALP 207U/L，BUN 6.7mg/dL，Cr 0.59mg/dL，Na 135mEq/L，K 3.5mEq/L，Cl 103mEq/L，CRP 11.0mg/dL

尿検査	潜血（−），蛋白（−），WBC 1未満/HPF
胸部単純X線写真	左肋骨横隔膜角鈍化あり。肺野に浸潤影なし
腹部造影CT	肝下面，左横隔膜下，右傍結腸に液体貯留あり。小腸拡張および壁肥厚あり。左胸水あり
血液培養	（術後6日目に採取） 　陰性
腹腔ドレーン培養	（術後2日目） 　左横隔膜下：K. pneumoniae（塗抹：WBC2＋，菌体−） 　ダグラス窩：K. pneumoniae（塗抹：WBC2＋，菌体−） （術後6日目） 　左横隔膜下：K. pneumoniae, Candida sp.（塗抹：WBC2＋，酵母1＋） 　ダグラス窩：K. pneumoniae, Candida sp.（塗抹：WBC2＋，酵母1＋）

この症例をどう考えるか

　入院患者の発熱の原因は約半数が感染症であり，頻度の高い感染臓器は疫学的にある程度決まっている[3]。本症例は腸管穿孔に伴う二次性腹膜炎の術後9日目であり，まずは手術部位感染症（SSI）の可能性を考える必要がある〔臓器・体腔の手術部位感染症の項（☞p151）も参照〕。CTで肝下面に液体貯留を認め，新たに経皮的ドレナージが施行されたことから，まずは得られた検体のグラム染色から始める。

　また，当科へのコンサルテーション内容には，術後6日目の腹腔ドレーン培養から検出された Candida sp. に対する抗真菌薬の必要性についても含まれていた。通常，ドレーン培養からの検出菌はドレーン内腔に存在する保菌を拾っている可能性があり，腹腔内の状況を必ずしも正確に反映しているとは限らない[4]。そのためドレーン培養は，グラム染色（菌量を確認）や臨床経過も併せて評価する必要がある。

診断と経過（図1）

　肝下面に対する穿刺ドレナージで得られた検体のグラム染色では多核白血球のほかに酵母を認めた（培養結果：*Candida albicans*）。ただし菌量は少なく，体温以外のバイタルサインが安定していたため，抗真菌薬は投与せずにドレナージによる反応を見ることとした。しかし発熱は改善しなかった。SSI以外の医療関連感染症については，病歴，身体所見，検査所見，画像所見から考えにくく，また非感染性の熱源としてTAZ/PIPCによる薬剤熱を考えセフメタゾール（CMZ）1回1g 6時間ごと静注へ変更したが，その後も38℃台の発熱は続いた。術後14日目に腹部全体に圧痛を認めたため，腹部造影CTが施行された。ドレナージできるほどの液体貯留は認めなかったが，小腸拡張および壁肥厚を認め，依然として腹膜炎の所見を呈していた。その後も腹部症状の改善なく，不定期に提出された

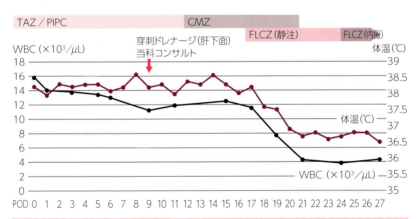

図1　術後経過

各腹腔ドレーン排液培養から*Candida* sp.のみが検出され続け，グラム染色でも菌量が増加傾向にあったことから，*Candida albicans*による三次性腹膜炎と診断し，術後17日目よりフルコナゾール（FLCZ）を開始した（初回800mg 24時間ごと静注。以降400mg 24時間ごと静注）。FLCZ開始2日目（術後18日目）より解熱し，以降発熱なく経過した。CMZを終了，FLCZを400mg 1日1回内服へ変更し計4週間で治療を終了した。

三次性腹膜炎

　三次性腹膜炎とは，一次性または二次性腹膜炎に対する適切な治療後も持続する腹膜炎，または適切な治療後48時間以降に再発する腹膜炎と定義されている[5]（「適切な治療」については，二次性腹膜炎の場合はドレナージを含めた外科的治療に加えて5〜7日間の抗菌薬治療とするものもある[1]）。当科の経験では，二次性腹膜炎から移行する例がほとんどである。Panhoferら[6]は，腹膜炎で手術を受けた122症例のうち69症例（56.6％）で三次性腹膜炎が発症したと報告している。一次性や二次性腹膜炎に比べるとあまり馴染みがないかもしれないが，重症患者や免疫不全者に多く，死亡率は30〜60％と高い[7]。

診断のポイント

　二次性腹膜炎と三次性腹膜炎との大きな違いは原因微生物にある。三次性腹膜炎の場合，広域抗菌薬の先行投与や宿主の防御機構低下が誘因となり，病原性の低い微生物が原因菌となりやすい[8]（表1）。当科で経験する三次性腹膜炎の場合は，特に腸球菌とカンジダが多くを占めている。Ruiterら[9]は，穿孔性腹膜炎でICUに入院した239人の患者に対して，術中から術後4週まで1週間ごとに腹水培養を行い，培養陽性菌の割合がグラム陰性桿菌では52.9％（術中）から6.7％（術後4週目）に減少したのに対し，グラム陽性球菌では42.5％（術中）から86.7％（術後4週目）に増加したと報告している。また，この研究では真菌においてもグラム陽

表1 三次性腹膜炎の原因微生物

	二次性腹膜炎	三次性腹膜炎
グラム陰性桿菌	大腸菌　　　　　32～61% エンテロバクター　8～26% クレブシエラ　　　6～26% プロテウス　　　　4～23%	シュードモナス エンテロバクター アシネトバクター
グラム陽性球菌	腸球菌　　　　18～24% レンサ球菌　　6～55% ブドウ球菌　　6～16%	腸球菌 コアグラーゼ陰性ブドウ球菌
嫌気性菌	バクテロイデス　25～80% クロストリジウム　5～18%	
真菌	2～15%	カンジダ

(文献8をもとに作成)

性球菌と同様の傾向がみられた。よって，大腸菌やバクテロイデスといった二次性腹膜炎の主要菌ではなく，腸球菌やカンジダといった病原性の低い微生物が，遷延する腹膜炎患者の腹水または血液培養から検出されることが，三次性腹膜炎の診断につながる。

　三次性腹膜炎の場合，膿瘍形成がなく，フィブリンや膿を含まない透明か軽度の濁った滲出液のみであることも多い[1]。そのため造影剤によるring enhancementの乏しい液体貯留であったとしても，可能な限り穿刺を行い検体採取に努めることが大切である。また，三次性腹膜炎の血液培養陽性率は30%以上[7]と比較的高いため，必ず血液培養は2セット採取する。

　一般的に留置ドレーンからの培養結果は腹腔内感染の診断において考慮されない[5]。しかし，三次性腹膜炎を疑う臨床経過で，グラム染色で継時的な菌量増加を認めた場合に限り，留置ドレーンからの培養結果も診断の参考にしている。

治療のポイント

　通常，市中発症の腹腔内感染症では，腸球菌やカンジダに対するエンピリックなカバーは必要ないとされている[10]。もちろん，術後の腹水培養から検出された

としても全例カバーしているわけではなく，本症例のようにバイタルサインが比較的安定している場合は，まずはドレナージによる反応をみることも少なくない。腸球菌やカンジダに対する抗菌薬治療開始の判断はいつも悩ましいが，以下も参考にしながら決定している[10〜12]。

①術後も臨床的に改善がなく，敗血症の状態

②血液培養が陽性

③腹水培養で持続的に検出（単一菌，もしくは他菌に比べて優位）され，腹水のグラム染色でも優位に存在

三次性腹膜炎の治療期間については，カンジダでは2〜3週間[13]という記載や，真菌感染を除いて14日間を超えるべきではない[1]という記載はあるが，明確な基準は示されていない。実際には宿主の防御機構やソースコントロールの度合いに左右されるため，臨床経過をみながら判断している。臨床経過の指標として，①発熱などの臨床症状が消失，②白血球数が正常化，③消化管機能が正常に回復（例：食事ができる），のほか，ドレナージ排液のグラム染色で菌量の低下を確認している。治療期間は長くなることも多く，具体的には腹腔内膿瘍に準じて最低4週間[14]継続することもある。

感染症診療のロジック

- 患者背景：B細胞リンパ腫，R-CHOP療法中，穿孔性腹膜炎術後
- 臓器：三次性腹膜炎
- 原因微生物：*Candida albicans*
- 抗菌薬：セフメタゾール＋フルコナゾール→フルコナゾール
- 適切な経過観察：
  - 発熱および腹部症状・所見，白血球数，（通常は"御法度検体"である）腹腔ドレーン排液のグラム染色・培養（菌量の低下・消失）を指標に抗菌薬治療を行った。

この症例のポイント

❶ 二次性腹膜炎に対して外科的なドレナージ＋抗菌薬による適切な治療を行った後も腹膜炎が持続し，腹水や血液培養からカンジダや腸球菌などの病原性の低い微生物が検出された場合は，三次性腹膜炎の可能性を考える必要がある。

文献

〈腹膜炎のマネジメントに関する論文〉
1) Ordoñez CA, et al:Management of peritonitis in the critically ill patient. Surg Clin North Am. 2006;86(6):1323-49.

〈静岡がんセンターにおける外科医からのコンサルテーションに関する研究〉
2) Kawamura I, et al:Inpatient infectious disease consultations requested by surgeons at a comprehensive cancer center. Support Care Cancer. 2015;23(10):3011-4.

〈医療関連感染における感染源〉
3) Weinstein RA:Nosocomial infection update. Emerg Infect Dis. 1998;4(3):416-20.
4) 青木 眞：レジデントのための感染症診療マニュアル 第3版. 医学書院, 2015.

〈2005年ISFの各感染症疾患の定義〉
5) Calandra T, et al:The international sepsis forum consensus conference on definitions of infection in the intensive care unit. Crit Care Med. 2005;33(7):1538-48.

〈腹膜炎で手術が施行された122例の後方視的研究〉
6) Panhofer P, et al:Age, microbiology and prognostic scores help to differentiate between secondary and tertiary peritonitis. Langenbecks Arch Surg. 2009;394(2):265-71.

〈三次性腹膜炎に関するレビュー〉
7) Malangoni MA:Evaluation and management of tertiary peritonitis. Am Surg. 2000;66(2):157-61.

〈ICU患者の腹腔内感染症に関するレビュー〉
8) Marshall JC, et al:Intensive care unit management of intra-abdominal infection. Crit Care Med. 2003;31(8):2228-37.

〈二次性腹膜炎と三次性腹膜炎の原因微生物の違い〉
9) de Ruiter J, et al:The epidemiology of intra-abdominal flora in critically ill patients with secondary and tertiary abdominal sepsis. Infection. 2009;37(6):522-7.

〈2010年SIS・IDSAの腹腔内感染症に関するガイドライン〉
   10) Solomkin JS, et al：Diagnosis and management of complicated intra-abdominal infection in adults and children：guidelines by the Surgical Infection Society and the Infectious Diseases Society of America. Clin Infect Dis. 2010；50(2)：133-64.

〈腹腔内感染症に関するレビュー〉
   11) McClean KL, et al：Intraabdominal infection：a review. Clin Infect Dis. 1994；19(1)：100-16.

〈2006年ベルギーの腹腔内感染症に関するガイドライン〉
   12) Laterre PF, et al：Antimicrobial therapy for intra-abdominal infections：guidelines from the Infectious Disease Advisory Board (IDAB). Acta Chir Belg. 2006；106(1)：2-21.

〈腹腔内感染症に関する包括的レビュー〉
   13) Lopez N, et al：A Comprehensive review of abdominal infections. World J Emerg Surg. 2011；6：7.

〈ドレナージしない場合の細菌性膿瘍治療の結果に関するレビュー〉
   14) Bamberger DM：Outcome of medical treatment of bacterial abscesses without therapeutic drainage：review of cases reported in the literature. Clin Infect Dis. 1996；23(3)：592-603.

〈石井隆弘〉

各論

15 クロストリジウム・ディフィシル感染症

現場からのクリニカルクエスチョン

❶ 院内発症の下痢をみたときの鑑別と必要な検査は？
❷ メトロニダゾールの内服と注射，バンコマイシンの使い分けは？

はじめに

　院内発症の下痢（入院3日以降の下痢）は日常臨床で経験することが多く，入院患者の12〜32％に認められる[1,2]。特に化学療法や移植といった濃厚な医療を受けている患者は15〜80％が下痢を発症するとされる[3]。院内発症の下痢の原因の多くは薬剤や経腸栄養などの非感染性要因によるものである[3]。下痢の副作用がある薬剤は700以上にわたる[3]。抗がん剤ではイリノテカン［Grade 3/4の下痢（遅発性下痢）が16〜22％に起こる］やフルオロピリミジン［5-FU（ボーラス）ではGrade 3の下痢が32％，カペシタビンではGrade 3/4の下痢が11％に起こる］は下痢を起こすと報告がある[4]。Gradeの基準について**表1**に示す。経腸栄養を行っている患者の15〜40％は下痢をする[3]。感染性の院内発症の下痢の中で最も頻度が高いのはクロストリジウム・ディフィシル感染症（Clostridium difficile infection：CDI）で，院内発症の下痢の患者の10〜20％を占める[3]。クロストリジウム・ディフィシル以外の原因としては*Klebsiella oxytoca*（出血性腸炎）や*Clostridium perfringens*やノロウイルス（アウトブレイク）があるが頻度は高くない[3]。

表1 有害事象共通用語規準（下痢）

Grade 1	ベースラインと比べて＜4回/日の排便回数増加 ベースラインと比べて人工肛門からの排泄量が軽度に増加
Grade 2	ベースラインと比べて4〜6回/日の排便回数増加 ベースラインと比べて人工肛門からの排泄量が中等度増加
Grade 3	ベースラインと比べて7回以上/日の排便回数増加 便失禁 入院を要する ベースラインと比べて人工肛門からの排泄量が高度に増加 身の回りの日常生活動作の制限
Grade 4	生命を脅かす 緊急処置を要する
Grade 5	死亡

下痢の定義：頻回で水様の排便

（有害事象共通用語基準 v4.0 日本語訳 JCOG版を改変）

症例：クロストリジウム・ディフィシルによる腸炎

症例 胃がん術後に誤嚥性肺炎を起こし抗菌薬を投与された75歳男性

主訴 下痢

現病歴	胃がん（低分化型腺がん）に対して胃全摘術を予定していたが，術中所見でがんが食道から胃全体，十二指腸に広がり，膵浸潤，後腹膜浸潤があり，腹膜播種（横行結腸，小腸間膜）による通過障害を伴っていたため切除不能の判断で空腸瘻を造設し終了した。術後に誤嚥性肺炎を発症し，アンピシリン・スルバクタムを7日間投与し改善。抗菌薬投与終了10日後より下痢が出現したため当科を受診。腹痛はないが腹部全体に張った感じがあり，軽い嘔気を伴っている
アレルギー歴	なし
既往歴	なし
服用歴	なし
生活歴	喫煙なし。飲酒（機会飲酒）

身体所見	身長170cm，体重55kg。血圧140/80mmHg，脈拍80回/分，呼吸数15回/分。体温37.1℃，SpO₂ 96%（室内気），排便1日5回。全身状態不良，ベッドから足を降ろして坐位になれる程度。貧血・黄疸なし，咽頭発赤なし。心音S1→S2→S3（−）→S4（−），心雑音なし。正常肺胞呼吸音聴取，crackles wheezeなし。腹部膨満，やや硬，全体に圧痛あり，腸蠕動音亢進，肝叩打痛なし，Murphy徴候なし。CVA（肋骨脊柱角）叩打痛なし，脊柱叩打痛なし，両側下肢に浮腫あり
検査所見	
血液検査	WBC 4,000/μL, Hb 14.6g/dL, Hct 48%, Plt 20×10⁴/μL, AST 50 IU/L, ALT 60 IU/L, LDH 300 IU/L, ALP 350 IU/L, BUN 20mg/dL, Cr 1.2mg/dL, Na 140mEq/L, K 4.7mEq/L, Cl 98mEq/L, CRP 13mg/dL
尿検査	糖（−），蛋白（−），WBC 1-4/HPF
胸部単純X線写真	右中下肺野に淡い間質影

この症例をどう考えるか

　この症例では下痢が出現するよりも前に誤嚥性肺炎に対して抗菌薬が投与されており，CDIを疑うことは難しくない。先行する抗菌薬投与がなかったとしても長期の入院，消化管手術，経鼻胃管留置などは腸管の正常細菌叢を乱し，毒素産生性のクロストリジウム・ディフィシルの増殖を促し，腸炎を発症させる。抗がん剤の使用，経腸栄養の有無といった非感染性下痢の可能性を除外することも抗菌薬曝露を減らす観点から重要である。

診断と経過

　便検査でトキシンAが陽性となり，患者背景も併せて考え，CDIと診断した。血液検査所見より軽症から中等症と考え，経鼻胃管よりメトロニダゾール500mgを8時間ごと，10日間投与した。徐々に下痢は改善した。

クロストリジウム・ディフィシル感染症

　CDIは抗菌薬の使用などにより腸管の正常細菌叢が乱れた状況下で毒素産生性のクロストリジウム・ディフィシルが感染，増殖し発症する。感染したクロストリジウム・ディフィシルの病原性と患者の免疫力がCDIの臨床像を決定する[5]。クロストリジウム・ディフィシルが産生する毒素に対して十分な免疫力があれば無症候性の保菌者になり，免疫力が不十分だと腸炎が起こる。そして腸炎の治療後，十分な免疫力があれば症状が改善し腸管の正常細菌叢が戻るが，免疫力が不十分だと再発する。CDIの主なリスクファクターは抗菌薬，加齢，医療関連施設との関わり，消化管手術，経腸栄養を含む消化管の処置である[5〜8]。抗菌薬はCDIの最大のリスクファクターである。アンピシリン，アモキシシリン，セファロスポリン，クリンダマイシン，フルオロキノロンの投与がCDIと関連することが多いが，ほぼすべての抗菌薬はCDIを起こしうる[5]。クロストリジウム・ディフィシルの芽胞は医療関連施設内に多数存在するが，医療関連施設以外の環境中にも存在するため院内感染と市中感染の両方が起こりうる[5]。

　がん患者は長期の入院，抗菌薬や抗がん剤の投与，治療に伴う免疫抑制などによってCDIを起こしやすい。化学療法中の患者は2〜7％という高い確率でCDIを起こし，そのうちの8％は重症になる[7]。化学療法中の患者がCDIを起こした場合の致死率は20％という報告もある[7]。白血球増多はCDIにおいてよくみられる症状だが，がん患者においては好中球数減少を起こすこともある[7]。化学療法や血液幹細胞移植を受けた患者は抗菌薬使用の有無に関係なくCDIを起こすことがある[7]。化学療法関連のCDIの原因薬剤としてはメトトレキサート，5-FU（フルオロウラシル），DNAトポイソメラーゼ阻害薬（イリノテカン，エトポシドなど），シスプラチン，パクリタキセル，カルボプラチンなどが報告されている[7]。メトトレキサートは細胞分裂を阻害するため腸管粘膜が壊死し，嫌気環境となり，クロストリジウム・ディフィシルが増殖する[7]。イリノテカンやエトポシドは粘膜の修復を阻害するためクロストリジウム・ディフィシルが定着し，反復感染の原因となる[7]。

診断のポイント

図1に院内発症の下痢をみたときの評価と治療を示す。

　CDIは症状と検査所見を組み合わせて診断する[6]。症状としては発熱，腹痛（右下腹部痛の頻度が高い），下痢などがある。検査としてはトキシン検出検査，クロストリジウム・ディフィシルの抗原であるグルタミン酸脱水素酵素（glutamate dehydrogenase：GDH）を検出する抗原検出検査，便培養，PCRなどがある。トキシン検出検査（EIA法）は感度が63〜94％と低いため[6]，症状に合わせ抗原検出検査陽性または便培養陽性であればCDIと判断し治療を行うことが多い。ごく稀に（1％未満）腸閉塞や結腸拡張があり，下痢がごく少量またはない症例がある[6]。トキシン検出に適した検体は水様便または軟便で，スワブで採取した検体は検体量が不足していることが多いことから推奨されていないが，このような症例では固形便やスワブで採取した検体で検査を行う必要があることを検査室に伝える[6]。

　CDIの重症度は症状，検査所見により3つに分類される（表2）[6]。合併症として表2に記載してあるものに加えて脱水，電解質異常，低アルブミン血症，腸管穿孔，腎不全，SIRS（全身性炎症反応症候群），敗血症，死亡がある[6]。

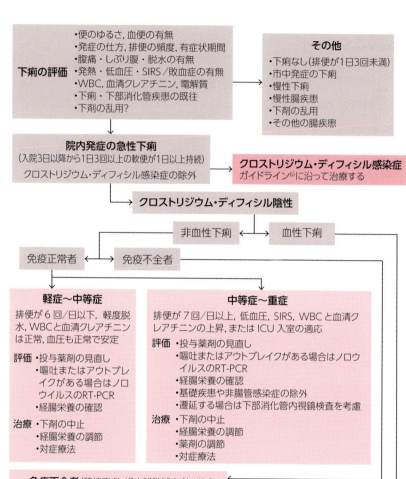

図1 院内発症の下痢の評価と治療

(文献3より改変)

表2 重症度の分類

	症状，検査所見
軽症から中等症	WBC＜15,000/μL または血清クレアチニン＜発症前の1.5倍
重症	WBC≧15,000/μL または血清クレアチニン≧発症前の1.5倍
重症で合併症あり	低血圧，ショック，イレウス，中毒性巨大結腸症（腹部X線やCTで横行結腸の径が6cmを超える[13]）などを伴うもの

（文献6より改変）

治療のポイント

　投与中の抗菌薬があれば可能な範囲で中止し，以下の治療薬を投与する．軽症から中等症のCDIに対してはメトロニダゾールとバンコマイシンの効果は同等である[9]．バンコマイシンはメトロニダゾールに比べて値段が高く，バンコマイシン耐性腸球菌を増やすリスクがあるため，初回の軽症から中等症のCDIに対してはメトロニダゾールが第一選択である[6,10]．しかし重症のCDIに対してはバンコマイシンのほうが優れているため[9]，初回の重症のCDIに対してはバンコマイシンを使用する[6]．経口投与されたメトロニダゾールは速やかにほぼ全量が吸収され，腸管内には6〜15％しか分泌されないが，バンコマイシンは腸管粘膜から吸収されないため腸管内の濃度がとても高くなる上，全身性の副作用が出現しにくい[6]．バンコマイシンの投与量は合併症がない場合は125mgを1日4回，合併症がある場合は500mgを1日4回である．腸閉塞を合併している重症のCDIでは経口投与されたバンコマイシンが腸管（上行〜横行結腸）に到達しにくいことが懸念されるため，バンコマイシンの投与量を増やすとともに静注メトロニダゾールを併用する[6]．腎機能障害がある症例では血中バンコマイシン濃度の測定も考慮する[6]．

　初回のCDIから8週間を超えて再び起きたCDIを再発と呼び[13]，再発のリスクは20％（1回目の再発）から60％（2回目以降の再発）である[5]．メトロニダゾールは蓄積性の神経毒性があるため2回目以降の再発には使用しない（表3）[6]．

表3 治療

	治療
初回，軽症から中等症	メトロニダゾール250mg 1日4回，経口，10〜14日間[11]または メトロニダゾール500mg 1日3回，経口，10〜14日間
初回，重症	バンコマイシン125mg 1日4回，経口，10〜14日間
初回，重症，合併症あり	バンコマイシン500mg 1日4回，経口またはNGチューブ かつメトロニダゾール500mg 8時間ごと，静注 腸閉塞を合併している場合はバンコマイシンの直腸投与も検討
1回目の再発	初回の治療と同じ
2回目の再発	バンコマイシン漸減療法 　125mg 1日4回，経口，10〜14日間 　125mg 1日2回，経口，7日間 　125mg 1日1回，経口，7日間 　125mg 2〜3日に1回，経口，2〜8週

(文献6より改変)

　糞便移植療法(fecal microbiota transplantation：FMT)は1958年に最初に報告され，CDIの再発に対して安全で有効な治療法として欧米を中心にデータの蓄積が進んでいる[5]。

　現時点でCDIの予防に有効なプロバイオティクスは明らかではなく，予防や治療を目的として一律にプロバイオティクスを投与することは推奨されていない[5]。

感染対策

　クロストリジウム・ディフィシルは医療従事者の手指を介して接触により広がるので，手袋やプラスチックエプロンを用いた接触感染予防策を行う[11]。クロストリジウム・ディフィシルの芽胞はアルコール抵抗性なので医療従事者，患者および家族は，アルコールによる手指消毒ではなく石鹸と流水による手洗いを行う[11]。血圧計，聴診器など患者に直接触れる医療器具は患者専用とする[11]。医療器具や環境は0.1%次亜塩素酸ナトリウムで清拭消毒する[11]。当院では接触感染予防策はメトロニダゾールまたはバンコマイシンによる治療終了まで継続している。

感染症診療のロジック

- 患者背景：胃がん術後，誤嚥性肺炎に対して抗菌薬を投与後
- 臓器：大腸
- 原因微生物：クロストリジウム・ディフィシル
- 抗菌薬：メトロニダゾールを10日間投与
- 適切な経過観察：
  - 症状の改善を確認する（メトロニダゾール開始後3〜5日で症状が改善し始める[13]，便の硬さや排便の頻度は数週間後に完全に回復する[13]）。
  - 無症状の患者に対するCDIの検査や治療は有用ではないので行わない[6, 10]。
  - 接触感染予防策の期間を検討する。

この症例のポイント

❶ 院内発症の下痢の原因で頻度が高いのは薬剤や経腸栄養などの非感染性下痢である。

❷ 院内発症の感染性下痢で頻度が最も高いのはCDIである。

文 献

〈院内発症の下痢〉
1) McFarland LV：Epidemiology of infectious and iatrogenic nosocomial diarrhea in a cohort of general medicine patients. Am J Infect Control. 1995；23(5)：295-305.
2) Garey KW, et al：Prevalence of diarrhea at a university hospital and association with modifiable risk factors. Ann Pharmacother. 2006；40(6)：1030-4.
3) Polage CR, et al：Nosocomial diarrhea：Evaluation and treatment of causes other than *Clostridium difficile*. Clin Infect Dis. 2012；55(7)：982-9.

〈化学療法による下痢〉
4) Stein A, et al：Chemotherapy-induced diarrhea：pathophysiology, frequency and guideline-based management. Ther Adv Med Oncol. 2010；2(1)：51-63.

〈クロストリジウム・ディフィシル感染症の総説〉
5) Leffler DA, et al：*Clostridium difficile* Infection. N Engl J Med. 2015；372(16)：1539-48.

〈クロストリジウム・ディフィシル感染症のガイドライン〉
6) Cohen SH, et al：Clinical practice guidelines for *Clostridium difficile* infection in

adults:2010 update by the Society for Healthcare Epidemiology of America (SHEA)and the Infectious Diseases Society of America (IDSA). Infect Control Hosp Epidemiol. 2010;31(5):431-55.

〈がん患者におけるクロストリジウム・ディフィシル感染症〉

7) Khan A, et al:The evolution of *Clostridium difficile* infection in cancer patients:epidemiology, pathophysiology, and guidelines for prevention and management. Recent Pat Antiinfect Drug Discov. 2012;7(2):157-70.

〈クロストリジウム・ディフィシル感染症のリスクファクター〉

8) Bliss DZ, et al:Acquisition of *Clostridium difficile* and *Clostridium difficile*-associated diarrhea in hospitalized patients receiving tube feeding. Ann Intern Med. 1998;129(12):1012-9.

〈クロストリジウム・ディフィシル感染症の治療〉

9) Zar FA , et al:A comparison of vancomycin and metronidazole for the treatment of *Clostridium difficile*-associated diarrhea, stratified by disease severity. Clin Infect Dis. 2007;45(3):302-7.

〈腸管感染症のガイドライン〉

10) 日本化学療法学会:JAID/JSC感染症治療ガイドライン2015　腸管感染症. 日化療会誌. 2016;64(1):31-65.

〈クロストリジウム・ディフィシル感染症の感染対策〉

11) 日本環境感染学会教育ツールVer.2（クロストリジウム・ディフィシル）04.発生時の感染対策 [http://www.kankyokansen.org/modules/publication/index.php?content_id=9]

〈メトロニダゾールの添付文書〉

12) http://www.pmda.go.jp/PmdaSearch/iyakuDetail/ResultDataSetPDF/340018_6419002F1131_1_11

〈クロストリジウム・ディフィシル感染症のガイドライン〉

13) Debast SB, et al:European Society of Clinical Microbiology and Infectious Diseases:update of the treatment guidance document for Clostridium difficile infection. Clin Microbiol Infect. 2014;Suppl 2:1-26.

（山内悠子）

各論

16 腫瘍熱

現場からのクリニカルクエスチョン

1. 腫瘍熱の特徴を教えて下さい。
2. 感染症除外のために必要な検査を教えて下さい。
3. ナプロキセンテストについて教えて下さい。

はじめに

　がん患者における発熱の原因は幅広い。原因の最多が感染症で60％程度と報告されており，残りの40％を非感染性の原因が占める[1]。非感染性の発熱を原因別に見ると，27％が腫瘍性，18％が薬剤性，原因不明が30％であり，悪性腫瘍患者の発熱に占める腫瘍熱は10％程度である[2]。感染性か腫瘍熱か判断に迷うことは多く，本項では腫瘍熱の特徴，診断方法についてまとめる。

症例：2週間以上続く原因不明の発熱の症例

症例	タゾバクタム・ピペラシリン（TAZ/PIPC）を2週間投与しても下がらない発熱
主訴	発熱

現病歴	67歳男性。4年前にS状結腸がんと診断され，S状結腸切除を施行。肝転移に対し，化学療法(mFOLFOX6)を施行するも肝転移が増大し，PDの判断。胆管炎，肝膿瘍を繰り返していた。来院1カ月前より37℃台の発熱が続き，3週間前からは38℃台が続くようになった。コンサルト2週間前に入院。過去の経緯から胆管炎，肝膿瘍を疑いTAZ/PIPC 4.5g 6時間ごとを開始するが解熱しないため，コンサルトとなった。来院時の血液培養は陰性である。
アレルギー歴	なし
既往歴	40歳 十二指腸潰瘍
服用歴	デキストロメトルファン45mg/日，オキシコドン20mg/日，フェキソフェナジン120mg/日，十全大補湯
生活歴	喫煙10本/日×40年。5年前に禁煙。飲酒なし
身体所見	血圧102/58mmHg，脈拍82回/分，呼吸数16回/分，体温38.6℃。全身状態良好。眼球結膜に黄染あり。結膜点状出血なし。頸部/腋窩/鼠径部リンパ節腫大なし。甲状腺腫大なし。左鎖骨下ポート周囲に発赤・圧痛なし。肺野crackles wheeze聴取せず。心雑音なし。右側腹部に硬い腫瘤を触れる。同部位に圧痛あり。肝叩打痛あり，Murphy徴候あり。CVA(肋骨脊椎角)叩打痛なし。四肢浮腫なし
検査所見	
血液検査	WBC 6,680/μL, Hb 8.7g/dL, Hct 27.4%, Plt 27.8×10^4/μL, AST 35U/L, ALT 21U/L, LDH 305U/L, ALP 2,104U/L, γ-GTP 502U/L, BUN 9.3mg/dL, Cr 0.48mg/dL, Na 138mEq/L, K 3.5mEq/L, Cl 107mEq/L, CRP 10.2mg/dL 来院時の血液培養2セット陰性
尿検査	潜血(−), WBC 1-4/HPF 来院時の尿培養陰性
造影CT	肝左葉から腫瘍が筋肉まで直接浸潤している。腫瘍は下方にも進展し，右腎臓が圧排されている。腫瘍内は充実性であり，膿瘍を疑う所見を認めない

この症例をどう考えるか

　本症例は肝転移および肝臓外まで腫瘍が進展しているＳ状結腸がんの進行期にある。感染のフォーカスとして，過去に胆管炎/肝膿瘍を繰り返していることから胆道系感染症，CVポートが挿入されていることから中心静脈カテーテル関連血流感染症，腎臓を圧排していることから尿路感染症が考えられる。しかし，胆管炎/肝膿瘍に対して投与したTAZ/PIPCで改善がみられず，血液培養と尿培養が陰性であり，現時点で感染症の証拠が捕まっておらず，腫瘍熱が考えられる段階である。

　腫瘍熱の患者は時に40℃近い発熱がみられるが，高熱でも全身状態は比較的良好なことが多い[1]。腫瘍熱の患者ではバイタルサインのチャートが参考になる。腫瘍熱患者150人の観察研究では93％の患者が発熱中の脈拍増加を伴わなかった[3]。この症例は熱が2週間持続しているのにもかかわらず全身状態が良く，発熱に伴った脈拍上昇がみられないことから腫瘍熱の可能性を疑う。

診断と経過

　腫瘍熱は他の疾患（特に感染症）を除外することで行う。本症例では胆管炎，中心静脈カテーテル関連血流感染症の診断目的に血液培養2セットをさらに追加したが，培養陰性であった。腫瘍熱と最も診断に迷うのが腫瘍内膿瘍であるが，本症例は肝膿瘍の治療を2週間行うが改善なく，フォローのCTで腫瘍は充実性であった。薬剤熱の可能性を考え，オキシコドン以外の薬剤を中止したが解熱なく，ナプロキセン100mg 1日3回の投与を開始したところ翌日には解熱した。2日後も発熱はなく，TAZ/PIPCを中止した。ナプロキセン内服のまま退院した。

腫瘍熱

　腫瘍熱がみられる悪性腫瘍としてホジキンリンパ腫，白血病などの血液悪性腫瘍，腎細胞がん，副腎腫瘍などが有名である．骨肉腫，心房粘液腫，大腸がん，肝細胞がん，膵臓がん，肺がん，胃がんなど多くの腫瘍でも報告がある．特に肝臓などに転移巣がある場合や進行期においてみられる[1]．

　腫瘍熱が発生するメカニズムははっきりとわかっておらず，宿主マクロファージまたは腫瘍そのものより産生されるtumor necrosis factor（TNF），interleukin（IL）-1，-6，interferon（IFN）などがプロスタグランジン（PG）を誘導し，視床下部に作用し体温のセットポイントを上昇させると考えられている[4]．

診断のポイント

腫瘍熱の定義はChangらが提唱するクライテリアが用いられることが多い[5]．
① 1日1回37.8℃以上の熱が出る
② 2週間以上続く
③ 身体所見や各種培養検査や画像検査で感染が否定されている
④ 薬剤熱や輸血による反応が否定されている
⑤ 適切な抗菌薬を7日以上使用しても改善しない
⑥ ナプロキセンにより解熱している
アルゴリズムに示すと図1のようになる．

　腫瘍熱らしいバイタルサインについては前述の「この症例をどう考えるか」にまとめている．2週間以上熱が続くが元気，相対的徐脈が，疑う手がかりとなろう．

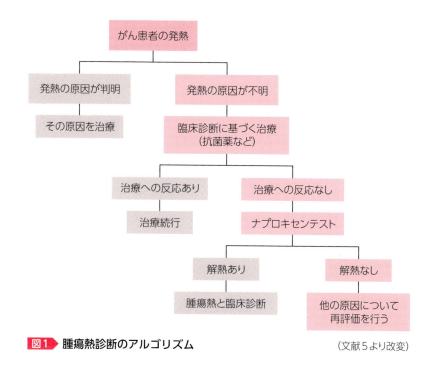

図1　腫瘍熱診断のアルゴリズム

（文献5より改変）

CRP, プロカルシトニンの有用性

　コンサルトの場面では「これはCRPが20を超えているから感染症だと思うのですが…」と聴かれることもある。白血球数，CRP，赤沈，プロカルシトニンを含むいくつかの炎症マーカーで検討がされている[6~8]。しかしいずれの研究においても感染症患者と腫瘍熱患者をCRP，プロカルシトニン値でわけることはできなかった。

感染症の除外はどこまでやるか？

　進行期のがん患者では肺炎，尿路感染症，静脈カテーテル関連血流感染症，皮膚軟部（褥瘡）感染症が多い。また本症例のように胆道系に解剖学的な異常があれば胆管炎／肝膿瘍も起こしやすくなる。これら感染症診断は各論にあるが，最低血液培養2セット，尿検査／培養，胸部単純X線写真は行いたい。腫瘍熱を疑う患者では腫瘍が大きく内部壊死を伴うことが多く，実際に迷うことが多いのは腫瘍

内膿瘍である。画像や穿刺での診断が困難な状況では，可能性の高い微生物に対する抗菌薬を1週間程度開始し，反応がないことを確認する。治療選択については肝膿瘍（☞131），リンパ嚢胞感染（☞p236）の各項を参照。

ナプロキセンテストについて

1984年Changらは腫瘍熱を強く疑う患者に用いるナプロキセンテストを提唱した。身体診察や検査から感染症の存在を除外した上でナプロキセンを1回250mg 1日2回投与。腫瘍熱患者では15人中14人がナプロキセンに反応し12時間以内に解熱，感染症の患者5例は反応なく，膠原病患者2例はpartial responseだった[9]。その後Changは研究を続け，ナプロキセンテストの感度92％，特異度100％と発表している[10]。

ナプロキセンテストは身体所見や微生物学的検査などから腫瘍熱を疑う患者に用いてのみ有用な検査であることを強調したい。事前の感染症除外診断を行わず，2週間続くがん患者の発熱にナプロキセンテストで腫瘍熱の診断ができるか試みた研究は失敗している[11]。

治療のポイント

ナプロキセンの投与量は250mg 1日2回を用いている文献が多い。Changら[12]の報告では腫瘍熱患者21例中16例が250mg 1日2回を開始後12時間以内に解熱，反応が乏しかった症例はナプロキセンを増量（250mg 1日3回が1例，250mg 1日4回が1例，375mg 1日2回が2例）することにより4例が解熱している。また，125mg 1日2回でも解熱している報告もあり[3]，副作用を考えると少量で開始し反応を見ながら増量することが望ましい。過去の報告より375mg 1日2回より増やす意義は少ない。

解熱後のナプロキセン継続については，中止した10名中7名が24時間以内に再度発熱した報告があり[12]，副作用の問題がなければ症状緩和目的に継続することが多い。

ナプロキセン以外の非ステロイド性抗炎症薬（NSAIDs）やステロイドの効果

アセトアミノフェンやアスピリンは効果が弱い。ナプロキセン500mg/日とインドメタシン75mg/日とジクロフェナクナトリウム75mg/日のランダム化比較試験では3薬剤とも同等の解熱効果が得られた。ただナプロキセンは他の2剤に比べ解熱までの時間が早く，第一選択として好まれる[13]。

ステロイドは熱の原因が感染症でも腫瘍熱でも解熱するため，腫瘍熱の鑑別には不向きである。またステロイド（ヒドロコルチゾン100mg/日以上）とナプロキセンの比較試験で，ナプロキセン群は90％が解熱した一方，ステロイド群で完全解熱が得られたのは50％のみとする研究がある[14]。

感染症診療のロジック

- 患者背景：進行したS状結腸がんの患者
- 臓器：明らかな感染臓器所見がなく，比較的元気
- 原因微生物：血液培養，尿培養陰性
- 抗菌薬：TAZ/PIPCを2週間続けても解熱しない
- 適切な経過観察：
  - ナプロキセン開始後，速やかに解熱。

この症例のポイント

❶ 身体所見，画像などから他原因を除外する。
❷ ナプロキセンテストに速やかに反応。

文献

〈がん患者における腫瘍熱の頻度〉

1) Chang JC：Neoplastic fever. A proposal for diagnosis. Arch Intern Med. 1989；149(8)：1728-30.
2) Toussaint E, et al：Causes of fever in cancer patients(prospective study over 477 episodes). Support Care Cancer. 2006；14(7)：763-9.

〈腫瘍熱患者の臨床的特徴〉
3) Liaw CC, et al：Using vital sign flow sheets can help to identify neoplastic fever and other possible causes in oncology patients：a retrospective observational study. J Pain Symptom Manage. 2010；40(2)：256-65.

〈腫瘍熱の原因〉
4) 吉川哲矢, 他：腫瘍熱. 治療. 2010；92(8)：1977-81.

〈腫瘍熱の診断クライテリア〉
5) Chang JC, et al：Neoplastic fever：a neglected paraneoplastic syndrome. Support Care Cancer. 2005；13(11)：870-7.

〈腫瘍熱と感染症の判別にCRP, プロカルシトニンは使えるか？〉
6) Kallio R, et al：C-reactive protein and erythrocyte sedimentation rate in differential diagnosis between infections and neoplastic fever in patients with solid tumours and lymphomas. Support Care Cancer. 2001；9(2)：124-8.
7) Shomali W, et al：Can procalcitonin distinguish infectious fever from tumor-related fever in non-neutropenic cancer patients? Cancer. 2012；118(23)：5823-9.
8) Penel N, et al：Causes of fever and value of C-reactive protein and procalcitonin in differentiating infections from paraneoplastic fever. Support Care Cancer. 2004；12(8)：593-8.

〈ナプロキセンテストの論文〉
9) Chang JC, et al：Utility of naproxen in the differential diagnosis of fever of undetermined origin in patients with cancer. Am J Med. 1984；76(4)：597-603.
10) Chang JC：How to differentiate neoplastic fever from infectious fever in patients with cancer：usefulness of the naproxen test. Heart Lung. 1987；16(2)：122-7.
11) Vanderschueren S, et al：Lack of value of the naproxen test in the differential diagnosis of prolonged febrile illnesses. Am J Med. 2003；115(7)：572-5.

〈ナプロキセンは中止できるか？〉
12) Chang JC, et al：Neoplastic fever responds to the treatment of an adequate dose of naproxen. J Clin Oncol. 1985；3(4)：552-8.

〈ナプロキセン以外のNSAIDsやステロイドは効果があるか〉
13) Tsvaris N, et al：A randomized trial of the effect of three non-steroid anti-inflammatory agents in ameliorating cancer-induced fever. J Intern Med. 1990；228(5)：451-5.
14) Chang JC：Antipyretic effect of naproxen and corticosteroids on neoplastic fever. J Pain Symptom Manage. 1988；3(3)：141-4.

（倉井華子）

> **腫瘍熱**

コラム

　腫瘍熱は，腫瘍に関連して産生されるIL-1, 2, 6，TNF-α，INFなどのサイトカインがプロスタグランジンを誘導し，視床下部近傍の血管網の内皮細胞から体温調節中枢に信号が伝わり，体温中枢のセットポイントが上昇するために生じると言われている。がん患者さんでは常に発熱の鑑別に挙がるが，原則除外診断というスタンスは忘れてはいけない。このように腫瘍熱かどうかの判断はとても難しいが，臨床的なイメージ（ゲシュタルト）はいくつかあると感じるのでご紹介したい。

　まず，薬剤熱で有名な比較三原則は腫瘍熱にも当てはまる印象である。つまり，①比較的元気，②比較的徐脈，③比較的CRPが高くない，の3つを確認したい。腫瘍熱をきたしやすいがんとしてリンパ腫・白血病などの血液悪性腫瘍，腎細胞がん，肝細胞がんなどが有名だが，原則どのがんもありだと感じる。それよりも，腫瘍熱を起こす場合はその腫瘍が進行性であることが多く，その情報を丁寧に収集したい。がんが縮小傾向であるなどコントロールされつつあるもので腫瘍熱と診断するのは勇気がいる。がん患者さんで必ず腫瘍熱を鑑別に挙げるのは悪くはないが，術直後で切除できている患者さんでは時間の無駄であろう。ナプロキセン（ナイキサン®）は腫瘍熱にはきわめてよく効くが，肺膿瘍や肝膿瘍などの膿瘍性病変でも抗菌薬＋αとして使うと有意に解熱する印象があり，ナイキサン®を初期に安易に投与してその反応のみで判断するのは避けたい。また，腫瘍熱は原則38℃以下で，39℃近い高熱は出にくい（比較的熱が高くない？）が，長管骨や骨盤など大きな骨への骨転移がある場合は高熱が出やすい印象だ。時に腫瘍熱なのに，菌血症に特異度が高いとされるshaking chillに近い震えをきたすこともある[1]。進行性の腫瘍による腫瘍熱でナイキサン®が著効した患者さんでも，その後もナイキサン®を飲み続けなくてはいけない患者さんはほとんどいないのはなぜなのだろうと日々思う。

文 献

1) Rolston KV : Neoplastic fever : all who shiver are not infected. Support Care Cancer. 2005 ; 13(11) : 863-4.

(岸田直樹)

各論

17 薬剤熱

現場からのクリニカルクエスチョン

❶ 薬剤熱をきたしやすい薬剤を教えて下さい。
❷ 薬剤熱を疑うポイントはありますか？

はじめに

　がん患者は，化学療法や手術をはじめとして様々な理由で入院する機会が少なくない。入院下では多くの薬剤に曝露される可能性がある。米国における入院患者の薬剤の副作用の発生率は10〜15％で，発熱のみを認めるのは3〜5％と報告されている[1]。しかし薬剤熱の診断の困難さから，正確な報告がされていない可能性があり，実際にはもっと高頻度であると思われる。Mackowiak[2]は，1つの薬剤熱のエピソード当たり8.7日間入院期間が延長し，平均5本の血液培養と2.85の画像検査が追加されると報告している。またToussaint[3]は，悪性腫瘍の患者の発熱のうち18％は薬剤熱であったと報告している。薬剤と発熱の関係性が気づかれずにいると，過剰検査，不必要な治療と入院期間の延長につながるため，薬剤熱を認識することは臨床上きわめて重要なことである。

症例：セフメタゾールによる薬剤熱

症例	胆管がん術前に内視鏡的経鼻胆管ドレナージ（ENBD）チューブが留置されている70歳男性
主訴	発熱

現病歴	入院2週間前に胆管がん術前の減黄目的にENBDチューブが留置されている患者。来院前日の夕に悪寒を伴う38℃の発熱を自覚した。翌日になっても発熱が持続し倦怠感が強いため、家人に付き添われて救急外来を受診した。前日よりドレナージチューブの排液量が少なくなっていた。胆管炎が疑われチューブは用手的に洗浄され、入院下でセフメタゾール1g 6時間ごとの点滴が開始となった。第3病日には解熱し全身状態も良好となった。血液培養は陰性で胆汁からは感受性良好の大腸菌が検出された。第5病日の夕に再度38℃の発熱を認めた。ENBDの排液量は連日1,000mL/日と変化なかった。
アレルギー歴	なし
既往歴	高血圧症
服用歴	オルメサルタン5mg/日
生活歴	喫煙10本/日×50年。2週間前から禁煙。飲酒 焼酎1合/日
身体所見	身長168cm、体重65kg。血圧140/50mmHg、脈拍80回/分、整。呼吸数16回/分、体温38.9℃、SpO_2 97%（室内気）。全身状態は元気そう。貧血・黄疸・点状出血なし。咽頭発赤なし。心音S1→S2→S3（−）→S4（−）、心雑音なし。肺音は両側で気管支音聴取、crackles wheeze聴取せず。腹部平坦、軟、圧痛なし、肝叩打痛なし、Murphy徴候なし。直腸診圧痛なし、前立腺は弾性軟で圧痛なし。脊柱叩打痛なし、CVA（肋骨脊椎角）叩打痛なし。四肢浮腫なし。左前腕に留置された末梢静脈ルート部に発赤・疼痛なし
検査所見	
血液検査	WBC 6,000/μL（分画：好中球78.4%、リンパ球12.6%、好酸球1.2%）、Hb 11.9g/dL、Plt $15.9×10^4$/μL、AST 27 IU/L、ALT 43 IU/L、LDH 300U/L、ALP 424U/L、BUN 12.7mg/dL、Cr 0.60mg/dL、Na 135mEq/L、K 4.4mEq/L、Cl 107mEq/L、CRP 5.1mg/dL

尿検査	糖（-），蛋白（-），潜血（-），WBC 1-4/HPF，菌なし
腹部造影CT	肺野に浸潤影なし

この症例をどう考えるか

　本症例は当初胆管炎の診断で加療され，順調な経過をたどっていたところで突然の発熱をきたした．入院患者の発熱をみた際にはまず感染症を否定することが重要であるが，症状・所見に乏しく薬剤熱をきたしやすい薬剤を投与している際は薬剤熱も考慮しなければならない[1]．薬剤熱は微熱程度から敗血症様であることまで様々であるが[4]，多くの症例では本症例のように発熱の割に元気で患者自身が発熱を自覚していないことが多い．また本例では発熱に比べて頻脈が目立たず，いわゆる相対的徐脈を認めた．相対的徐脈は薬剤熱において約10％程度しか認めないが[5]，あれば診断の手がかりになる．相対的徐脈の定義は様々であるが，Cunha[6]は38.9℃で脈拍は120以下であると定義している（表1）．本症例では薬剤熱の可能性が高いと判断し，念のため血液培養を2セット採取の上で抗菌薬の投与を一旦中止とした．

表1 ▶ Cunhaによる相対的徐脈の診断基準

定義	38.3℃　110以下 38.9℃　120以下 39.4℃　120以下 40.1℃　130以下 40.7℃　140以下 41.1℃　150以下
包括基準	1. 13歳以上 2. 体温は38.9℃以上 3. 脈拍と体温上昇時に同時に測定されている
除外基準	1. 不整脈，2度/3度房室ブロック，ペースメーカーリズム 2. βブロッカー内服中

（文献6より引用）

診断と経過

セフメタゾールの中止後も全身状態の悪化なく経過し、中止後2日で解熱した。第5病日に採取された血液培養は陰性であった。その後も発熱することなく経過し、第10病日に退院の方針とした。本症例は薬剤中止後に解熱した経過からセフメタゾールによる薬剤熱であったと考えた。

薬剤熱

薬剤熱の定義は文献によって様々であるが、Mackowiakら[5]は、「注意深く身体診察と検査を行っても熱源がはっきりせず、薬剤の開始で発熱し、中止で解熱する病態」を薬剤熱と定義している。薬剤熱に関する報告はほとんどがケースレポートとケースシリーズでRCTがない。薬剤熱を理解するにあたり、現時点では信頼できるデータに乏しいことと、報告バイアスの問題からすべての事象が正確に反映されていない可能性があり注意するべきである。

薬剤熱を起こしやすい薬剤は？

薬剤熱の原因薬剤は幅広い（**表2**）[1]。しかし頻度的には抗微生物薬（抗ウイルス薬・抗菌薬）、抗痙攣薬、抗不整脈薬、その他の循環器薬が原因であることが多い（**表3**）[4]。一般診療の場においては抗菌薬が原因であることが多く、特にβラクタム薬と関連がある。一方でβラクタム薬以外の薬剤熱の報告は稀である[7,8]。

薬剤熱の発症機序は？

薬剤熱の発症機序の主なリストを**表4**に示す[1,4]。このうち過敏反応が最も頻度が高い。主としてⅢ型アレルギーが関与しているが、ペニシリンショックのようにⅠ型アレルギーが関与している場合もある。この機序を起こす薬剤としては抗菌薬、アロプリノール、抗痙攣薬（フェニトイン、カルバマゼピン）などが有名である。

体温調節機能障害を起こす薬剤には、レボチロキシン、抗コリン薬、抗ヒスタミ

表2 薬剤熱の報告がある薬剤

抗微生物薬	アシクロビル，アムホテリシンB，オーレオマイシン，デクロマイシン，フラダンチン，エリスロマイシン，イソニアジド，ミノサイクリン，ニトロフラトニン，ノボビオシン，リファンピシン，ストレプトマイシン，オキシテトラサイクリン，テトラサイクリン，ST合剤，バンコマイシン
ペニシリン系	アンピシリン，カルベニシリン，クロキサシリン，メズロシリン，ナフシリン，オキサシリン，ペニシリン，ピペラシリン，スタフシリン，チカルシリン
セフェム系	セファゾリン，セフォタキシム，セフタジジム，セファレキシン，セファロチン
抗がん剤	6-メルカプトプリン，ブレオマイシン，クロラムブシル，シスプラチン，シトシンアラビノシド，ダウノルビシン，ヒドロキシウレア，インターフェロン，L-アスパラギナーゼ，プロカルバジン，ストレプトゾシン，ビンクリスチン
循環器薬	クロフィブラート，ジルチアゼム，ドブタミン，フロセミド，ヘパリン，ヒドロクロロチアジド，メチルドパ，オクスプレノール，プロカインアミド，キニジンとキニーネ，トリアムテレン
免疫抑制薬	アザチオプリン，エベロリムス，ミコフェノール酸モフェチル，シロリムス
NSAIDs	イブプロフェン，ナプロキセン，トルメチン
交感神経作用薬と幻覚薬	アンフェタミン，リセルグ酸アミド，3,4-メチレンジオキシメタンフェタミン（MDMA）
抗痙攣薬	カルバマゼピン，フェニトイン
抗うつ薬	ドキセピン，ノミフェンシン
その他	アロプリノール，シメチジン，葉酸，ヨウ化物，メベンダゾール，メトクロプラミド，プロピルチオウラシル，プロスタグランジンE_2，リトドリン，スルファサラジン，テオフィリン，チロキシン

（文献1より引用）

ン薬，三環系抗うつ薬，シメチジンなどがある。

　薬剤の直接的な反応とは，薬剤自身の汚染もしくは溶液内の発熱物質によるものがある。過去にバンコマイシンに不純物が混じり薬剤熱の原因となったことが報告されている。ブレオマイシンとアムホテリシンBは顆粒球から内因性の発熱物質を放出させることで体温上昇をきたすことが知られている。

表3 薬剤熱の原因薬剤別頻度

高頻度 (Common)	アトロピン，アムホテリシンB，アスパラギナーゼ，バルビツレート，ブレオマイシン，メチルドパ，ペニシリン，セファロスポリン，フェニトイン，プロカインアミド，キニジン，サリチル酸，サルファ剤，インターフェロン
中等度 (Less Common)	アロプリノール，アザチオプリン，シメチジン，ヒドララジン，イソニアジド，リファンピシン，ストレプトマイシン，イミペネム，バンコマイシン，ニフェジピン，NSAIDs，メトクロプラミド
稀 (Rare)	サリチル酸(治療量)，副腎皮質ステロイド，アミノグリコシド，マクロライド，テトラサイクリン，クリンダマイシン，クロラムフェニコール，ビタミン剤

(文献4より引用)

薬理学的反応の延長としては，梅毒やレプトスピラ症などのスピロヘーター感染症に対する抗菌薬投与後のJarisch-Herxheimer反応が典型的である。これは死んだ微生物からエンドトキシンが放出され発熱反応が起こると考えられている。また，抗がん剤が腫瘍細胞を傷害することによって内因性の発熱物質が放出され発熱する。シトシンアラビノシド，ブレオマイシン，クロラムブシル，ビンクリスチン，アスパラギナーゼ，ストレプトゾシン，シスプラチンはこのメカニズムによって発熱することが報告されている。

最後に，特異体質反応とは，一部の患者で遺伝的に，薬剤に対して特異体質的に発熱をきたすことである。最も有名な例は麻酔薬などにおける悪性高熱症で，他には向精神病薬による悪性症候群，抗うつ薬(SSRIなど)によるセロトニン症候群などがある。

表4 薬剤熱の発症機序

1. 過敏反応
2. 体温調節機能障害
3. 薬剤の直接的な反応
4. 薬理学的反応の延長
5. 特異体質反応

(文献1，4より引用)

診断のポイント

薬剤熱の特徴は？

　薬剤熱は薬剤治療のいかなる期間においても起きうるが，原因薬剤の投与から7〜10日であることが多い[1]。前述のように相対的徐脈があれば診断の手がかりとなるが，頻度は稀で，なくても除外には使えない。皮疹も診断の糸口のひとつとなるが，Mackowiakら[5]は薬剤熱において皮疹を認めたのは18%のみと報告しており，皮疹もないからといって否定することはできない。

　検査所見は診断の助けにはなるが，バリエーションが広く非特異的で，確定診断に使うことはできない[9]。白血球の上昇があってもなくても，核の左方移動が存在することが報告されている[4]。好酸球の上昇を伴う白血球上昇をきたすことがあるが，その頻度は20%以下で必ずしも好酸球増多を伴わない[2]。赤沈は軽度亢進し，時に100mm/hr以上になるが，通常は40〜60mm/hrとなることが多い[4, 8, 10]。肝酵素の軽度上昇がみられることがあるが，正常上限の2倍以上となることは稀である[4, 8, 10]。LDHは上昇することがあると報告されている[7]。なお検査値が正常だからといって薬剤熱を否定することはできないので，あくまでも参考所見として用いるべきである。ちなみに血清学的な抗体検査と皮膚試験は正常患者においても陽性となってしまうことがあり，診断には役立たない[9]。

　いずれにせよ薬剤熱の診断は薬剤の中止で解熱を確認することによってのみ確定される。通常薬剤の再投与は危険性を伴うために推奨されない。

治療のポイント

　最も適切な治療は被疑薬の中止である。薬剤の中止後，発熱は通常48〜72時間で改善するが，皮疹を伴う場合や薬剤の除去率が悪い場合は改善が遅れる可能性がある[1]。薬剤熱が疑われる患者への臨床的なアプローチの方法のひとつとしては，最も疑わしい薬剤を中止して，その後もし発熱が続いていれば順に薬剤を中止していく方法が一般的である。なおいくつかの臨床的状況においては，被疑薬

を継続することのほうがリスクを上回る可能性があり，薬剤の中止には特に注意が必要である．そういった場合には他剤へ変更することも考慮される[11]．

感染症診療のロジック

- 患者背景：胆管がん，ENBDチューブ留置中，セフメタゾール投与中
- 臓器：特定できない
- 原因微生物：なし
- 抗菌薬：なし
- 適切な経過観察：
  - 被疑薬を中止し，48時間から72時間経過観察

この症例のポイント

❶ 発熱のフォーカスがはっきりせず，薬剤投与中の患者の鑑別に薬剤熱を考慮する．

❷ 早期診断で不必要な検査・治療を防ぐ．

文 献

〈薬剤熱のレビュー〉
1) Patel RA, et al：Drug fever. Pharmacotherapy. 2010；30(1)：57-69.
2) Mackowiak PA：Drug fever：mechanisms, maxims and misconceptions. Am J Med Sci. 1987；294(4)：275-86.
4) Johnson DH, et al：Drug fever. Infect Dis Clin North Am. 1996；10(1)：85-91.
9) Lipsky BA, et al：Drug fever. JAMA. 1981；245(8)：851-4.
10) Tabor PA：Drug-induced fever. Drug Intell Clin Pharm. 1986；20(6)：413-20.
11) Kumar KL, et al：Drug fever. West J Med. 1986；144(6)：753-5.

〈がん患者の発熱の原因に関する症例集積研究〉
3) Toussaint E, et al：Causes of fever in cancer patients (prospective study over 477 episodes). Support Care Cancer. 2006；14(7)：763-9.

〈薬剤熱の症例集積研究〉
5) Mackowiak PA, et al：Drug fever：a critical appraisal of conventional concepts. An analysis of 51 episodes in two Dallas hospitals and 97 episodes reported in the

English literature. Ann Intern Med. 1987;106(5):728-33.
7) Oizumi K, et al:Clinical study of drug fever induced by parenteral administration of antibiotics. Tohoku J Exp Med. 1989;159(1):45-56.

〈相対的徐脈に関する論文〉
6) Cunha BA:The diagnostic significance of relative bradycardia in infectious disease. Clin Microbiol Infect. 2000;6(12):633-4.

〈抗菌薬の副作用のレビュー〉
8) Cunha BA:Antibiotic side effects. Med Clin North Am. 2001;85(1):149-85.

(伊東直哉)

各論

18 薬剤関連顎骨壊死（MRONJ）

現場からのクリニカルクエスチョン

❶ MRONJとは何ですか？
❷ どう管理すればよいですか？

はじめに

　薬剤関連顎骨壊死（medication-related osteonecrosis of the jaw：MRONJ）とは特定の薬剤による治療歴があり，顎骨に転移や放射線治療歴がなく，骨露出・瘻孔が8週間以上持続している状態と定義される[1]。2003年に骨再吸収抑制作用を持つビスフォスフォネートの使用患者に顎骨壊死が発生するとMarxによって報告され，ビスフォスフォネート関連顎骨壊死（bisphosphonate-related osteonecrosis of the jaw：BRONJ）と呼ばれたが[2]，近年，ビスフォスフォネート以外の骨再吸収抑制薬や血管新生阻害薬に関連した顎骨壊死の報告が増加したことによりMRONJと呼ばれるようになった。ビスフォスフォネートによる顎骨壊死は静注製剤で0.7〜1.1%[3,4]，内服製剤で0.01〜0.04%に生じ[5]，静注製剤のリスクが高いと言われているが，日本国内の調査では約4割の患者が内服製剤の使用により発症している[6]。また，骨再吸収抑制薬であるデノスマブによるMRONJ発症率は1.7%とされる[7]。リスクファクターは抜歯，口腔内の不衛生，肥満，喫煙，糖尿病，貧血，ステロイドなどが報告されている[1,6]。

症例：ビスフォスフォネート使用後のMRONJ

症例 43歳女性，乳がんの骨転移に対し静注ビスフォスフォネート製剤を5年間使用している患者

主訴 左下顎の違和感

現病歴	右乳がんの胸骨転移に対してビスフォスフォネート（ゾレドロン酸）を5年間使用しており，9カ月前に左下臼歯の動揺が出現したため抜歯した。3カ月前から同部位に違和感が出現し，乳がんに対するフォローアップの骨シンチグラフィーで新たに左下顎への集積を認めたため歯科口腔外科受診となった。抜歯部の歯槽頂部に瘻孔と排膿を認め，同部位に発赤，腫脹，圧痛，粘膜肥厚があり，左下顎には叩打痛を認めた。MRONJと診断してビスフォスフォネートは休薬し，アモキシシリン500mg 1日3回内服を開始した。自覚症状は一時改善したが，1カ月後に再度痛みが増悪したため当科コンサルトとなった。
骨シンチグラフィー	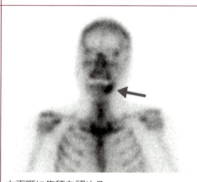 左下顎に集積を認める
アレルギー歴	なし
既往歴	なし
服用歴	タモキシフェン
生活歴	喫煙なし。飲酒なし。
身体所見	血圧122/77mmHg，脈拍83回/分，呼吸数16回/分，体温36.3℃。 全身状態は良好。貧血・黄疸・点状出血なし。副鼻腔圧痛なし，頸部リンパ節腫脹なし，抜歯部に発赤，圧痛あり，左下顎に叩打痛あり。

検査所見	
血液検査	WBC 6,100/μL, Hb 12.2g/dL, Hct 38.0%, Plt 20.4×10^4/μL, AST 21 IU/L, ALT 21 IU/L, BUN 10.5mg/dL, Cr 0.67mg/dL, CRP 0.21mg/dL
細菌検査	歯科口腔外科初診時の膿培養：α-streptococcus, *Prevotella intermedia* (ABPC耐性)
画像検査	パノラマX線：左下顎部に骨硬化像を認める

この症例をどう考えるか

　本症例はゾレドロン酸使用開始から5年後に発症したMRONJと考えられた。ビスフォスフォネートの中でも窒素を含有しているゾレドロン酸やアレンドロン酸は特にMRONJ発症リスクが高いと言われている[5]。膿培養からはα-streptococcusとABPC耐性の *P. intermedia* が検出され、痛みも増悪傾向であったため、抗菌薬をアモキシシリン・クラブラン酸250/125mg＋アモキシシリン250mg 1日3回内服に変更した。

診断と経過

　アモキシシリン・クラブラン酸に変更後2カ月で痛みと口腔粘膜の発赤、瘻孔は消失し（図1）、6カ月後には左下顎叩打痛が消失、9カ月後にはゾレドロン酸が

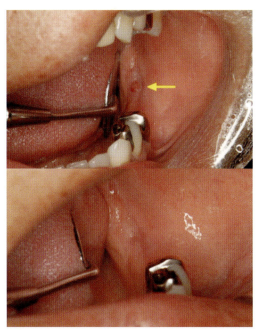

図1 ▶ 左下顎の瘻孔
上：当科初診時，下：2カ月後

再開となった．その後も経過は良好であり，MRIでも所見を認めなかったため，歯科口腔外科とも相談の上で1年後に治療終了とした．治療後1年間のフォローアップを行ったが再燃を認めなかった．

診断のポイント

　MRONJの一般的な臨床症状は疼痛，腫脹，瘻孔形成，排膿，潰瘍，歯の動揺，骨露出・骨壊死などであり[3]，2014年の米国口腔顎顔面外科学会（American Association of Oral and Maxillofacial Surgeons：AAOMS）によるポジションペーパーで診断基準が定義されている[1]（表1）．同stage分類では骨露出を伴わないstage 0も定義されており，骨露出や顎骨壊死を伴わないMRONJも存在する（表2）．本症例では口腔粘膜の発赤と瘻孔形成，排膿があり，骨シンチグラフィーの集積とパノラマX線の骨硬化像を認めたが，骨露出や骨壊死には至っていなかっ

表1 診断基準

以下の3項目を満たした場合
1. 現在あるいは過去に骨再吸収抑制薬または血管新生阻害薬による治療歴がある
2. 8週間以上持続する顎顔面領域の骨露出もしくは口腔内・外から骨への瘻孔がある
3. 顎骨への放射線照射歴がなく，明らかな顎骨転移を認めない

(文献1より引用)

表2 病期分類と治療方針

病期分類	病態	治療方針
リスクあり	骨再吸収抑制薬または血管新生阻害薬の投与を受けているが，顎骨に異常がない	治療適応なし 患者教育
Stage 0	骨露出・骨壊死なし 非特異的な症状所見	抗菌作用のある含嗽 鎮痛薬，経口抗菌薬
Stage 1	無症候性骨露出・骨壊死	抗菌作用のある含嗽 3カ月ごとの診察
Stage 2	疼痛を伴う骨露出・骨壊死	鎮痛薬，経口抗菌薬 表面の壊死組織除去
Stage 3	疼痛，感染，病的骨折，皮膚瘻孔，下顎下縁に及ぶ骨融解を伴う骨露出・骨壊死	抗菌作用のある含嗽 鎮痛薬，経口抗菌薬 壊死骨の外科的治療

(文献1より引用)

たためstage 0に相当する骨髄炎の状態であったと考えられた（**表2**）。

治療のポイント

　MRONJは発症を予防することが大切であり，原因となる薬剤投与前の口腔管理が発症率を下げるため[8]，歯科チェック，予防的処置を終えてから薬剤の投与を開始したい。投与を急ぐ必要があれば上皮化に必要な14日間をあけての投与開始が望まれる[3]。投与開始後も口腔内を清潔に保ち，定期的に口腔管理を行うことで侵襲的な歯科処置の頻度を減らす必要がある[9]。

　治療方法はstageごとに異なり（**表2**），本症例はstage 0として鎮痛と抗菌薬に

よる感染コントロールを行った。Stage 0の約50％がstage 1〜3に進展すると報告されているため[10]，進展予防が重要である。当院は全例ががん患者であるため化学療法中であることも多く，stage 2〜3へ進展し外科的治療が必要になると化学療法を中断せざるをえないため，stage 0の患者に対して積極的に抗菌薬治療を行っている。

原因菌はレンサ球菌，フゾバクテリウム，プレボテラなどの口腔内常在菌に加え，アクチノマイセスの関与が報告されている[11〜13]。これらの菌は通常ペニシリンに感受性であり[14]，治療期間も長期に及ぶため，当院ではまずアモキシシリンを第一選択薬として治療を開始している。治療開始前には可能な限り培養のための検体を採取し，治療反応性が悪い場合には培養結果を参考にしてアモキシシリン・クラブラン酸などへのescalationを行っている（表3）。ペニシリンアレルギーの既往や皮疹が出現した場合にはクリンダマイシンを選択している。

骨髄炎に対する抗菌薬による長期抑制療法は古典的に6カ月以上行われることが多いが[15]，当院ではMRONJに対しても6カ月以上の抗菌薬治療を行うことが多い。さらにMRONJの場合には病変部位と口腔内が交通し菌の供給が続いていることが多いため，口腔内の所見と画像検査を確認し，歯科口腔外科と相談しながら終了のタイミングを検討している。

表3 処方例

薬剤名	投与量	投与間隔
アモキシシリン	500mg	1日3〜4回　経口
上記で治療反応性が不良な場合，βラクタマーゼ産生を想定し下記を投与		
アモキシシリン ＋アモキシシリン・クラブラン酸	250mg 250/125mg	1日3〜4回　経口 1日3〜4回　経口
クリンダマイシン	300mg	1日3〜4回　経口

感染症診療のロジック

- 患者背景：乳がんの骨転移に対し静注ビスフォスフォネート製剤を5年間使用されている，抜歯後
- 臓器：左下顎骨
- 原因微生物：α-streptococcus, *Prevotella intermedia*
- 抗菌薬：アモキシシリン→アモキシシリン・クラブラン酸にescalation
- 適切な経過観察：
  ・歯科口腔外科と相談の上で1年間の治療を行った。

この症例のポイント

❶ stage 0の症例をstage 2〜3に進展させないことが大切。
❷ MRONJは長期間の治療が必要となるため，まずアモキシシリンなどの狭域抗菌薬で治療を開始し，反応性が悪い場合にはescalationを検討する。

謝辞：執筆にあたりご助言をいただいた当院歯科口腔外科の百合草健圭志先生に心より感謝申し上げます。

文献

〈MRONJの定義〉
1) Ruggiero SL, et al:American Association of Oral and Maxillofacial Surgeons position paper on medication-related osteonecrosis of the jaw — 2014 update. J Oral Maxillofac Surg. 2014;72(10):1938-56.
2) Marx RE:Pamidronate(Aredia)and zoledronate(Zometa)induced avascular necrosis of the jaws:a growing epidemic. J Oral Maxillofac Surg. 2003;61(9):1115-7.

〈MRONJの発症率〉
3) Yoneda T, et al:Bisphosphonate-related osteonecrosis of the jaw:position paper from the Allied Task Force Committee of Japanese Society for Bone and Mineral Research, Japan Osteoporosis Society, Japanese Society of Periodontology, Japanese Society for Oral and Maxillofacial Radiology, and Japanese Society of

Oral and Maxillofacial Surgeons. J Bone Miner Metab. 2010;28(4):365-83.
4) Henry DH, et al:Randomized, double-blind study of denosumab versus zoledronic acid in the treatment of bone metastases in patients with advanced cancer(excluding breast and prostate cancer)or multiple myeloma. J Clin Oncol. 2011;29(9):1125-32.
5) Mavrokokki T, et al:Nature and frequency of bisphosphonate-associated osteonecrosis of the jaws in Australia. J Oral Maxillofac Surg. 2007;65(3):415-23.
6) Urade M, et al:Nationwide survey for bisphosphonate-related osteonecrosis of the jaws in Japan. J Oral Maxillofac Surg. 2011;69(11):e364-71.
7) Qi WX, et al:Risk of osteonecrosis of the jaw in cancer patients receiving denosumab:a meta-analysis of seven randomized controlled trials. Int J Clin Oncol. 2014;19(2):403-10.

〈薬剤投与前後の歯科チェック〉
8) Dimopoulos MA, et al:Reduction of osteonecrosis of the jaw(ONJ)after implementation of preventive measures in patients with multiple myeloma treated with zoledronic acid. Ann Oncol. 2009;20(1):117-20.
9) 米田俊之, 他:ビスフォスフォネート関連顎骨壊死に対するポジションペーパー(改訂追補2012年版). ビスフォスフォネート関連顎骨壊死検討委員会, 日本骨代謝学会, 2012.

〈治療方法〉
10) Fedele S, et al:Nonexposed variant of bisphosphonate-associated osteonecrosis of the jaw:a case series. Am J Med. 2010;123(11):1060-4.

〈MRONJの原因菌〉
11) O'Ryan FS, et al:Intravenous bisphosphonate-related osteonecrosis of the jaw:bone scintigraphy as an early indicator. J Oral Maxillofac Surg. 2009;67(7):1363-72.
12) Woo SB, et al:Narrative[corrected]review:Bisphosphonates and osteonecrosis of the jaws. Ann Intern Med. 2006;144(10):753-61.
13) Hinson AM, et al:Is bisphosphonate-related osteonecrosis of the jaw an infection? A histological and microbiological ten-year summary. Int J Dent. 2014;2014:452737.
14) Williams WB, et al:Management of medication-related osteonecrosis of the jaw. Oral Maxillofac Surg Clin North Am. 2015;27(4):517-25.
15) Calhoun JH, et al:Adult osteomyelitis. Infect Dis Clin North Am. 2005;19(4):765-86.

(齋藤　翔)

各論

19 リンパ浮腫における蜂窩織炎

現場からのクリニカルクエスチョン

❶ リンパ浮腫を認める患者では蜂窩織炎を繰り返すことがありますか？
❷ どのような微生物が主な原因菌となりますか？
❸ どのような症例に予防内服を検討したらよいですか？

はじめに

　蜂窩織炎のリスク因子には様々なものが存在するが，中でもリンパ浮腫は強い関連性がある[1]。腫脹があると皮膚に深い皺襞を形成し，細菌や真菌が繁殖する温床となる[2]。また慢性炎症はフィブリンやコラーゲンを蓄積させ，皮膚の肥厚や組織硬化をもたらす。こうして組織の伸展性が低下するとリンパ流に障害をきたし，感染のリスクが上昇する。そのため，慢性的なリンパ浮腫の存在は蜂窩織炎を繰り返すリスクとなる。

　再発性という点以外にもリンパ浮腫患者における蜂窩織炎は一般的な蜂窩織炎と比較して，発症のプレゼンテーションや疾患のマネジメントに違いがみられる。がん専門施設では腫瘍自体や手術・放射線治療など外的要因によって二次的に生じたリンパ浮腫を有する患者が存在し，その中にはリンパ浮腫に関連した蜂窩織炎を繰り返す患者を認める。これらの問題が起こりやすいがん診療科は上肢では乳腺腫瘍領域，下肢では婦人科腫瘍領域である。

症例：リンパ浮腫のある患肢に繰り返す蜂窩織炎

症例	婦人科悪性腫瘍の治療後に左下肢のリンパ浮腫を認める50代女性の患者
主訴	発熱，右鼠径部痛
現病歴	3年前に子宮頸がんに対して広汎子宮全摘術後（骨盤内リンパ節郭清あり），術後補助療法として化学放射線療法を受けた。過去2年間に2回，左下肢の蜂窩織炎に対して抗菌薬治療歴があり，そのうち1回はB群レンサ球菌（*Streptococcus agalactiae*）を血液培養より検出していた。普段から軽度の左下肢の浮腫は存在していたが，受診当日の朝は左下肢の浮腫が普段以上に強いように自覚。弾性ストッキングを装着し買い物に出かけた後，左下肢の痛みが出現し，悪寒も出てきたため婦人科外来を受診。外来で左下肢蜂窩織炎の診断となり，戦慄を伴っていたため入院加療の方針となる。
アレルギー歴	なし
服用歴	高血圧に対して近医よりカルシウム拮抗薬の処方あり
生活歴	喫煙なし。飲酒（つきあい程度）
身体所見	身長156cm，体重60kg。血圧116/64mmHg，脈拍110回/分，整。呼吸数22回/分，体温38.8℃，SpO$_2$ 99%（室内気）。全身状態はだるそう。結膜に貧血・黄疸なし，副鼻腔の圧痛なし，咽頭発赤なし。呼吸音は清，心音整，心雑音なし。腹部は軟，肝叩打痛なし，圧痛なし。脊柱叩打痛なし，CVA（肋骨脊椎角）叩打痛なし。左下肢の鼠径部から下腿中部にかけて発赤・熱感・腫脹・圧痛を認める。左下肢の皮膚には切り傷，擦り傷，虫刺されは認めない。

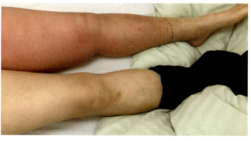

リンパ浮腫に伴う蜂窩織炎。左下肢の鼠径部から下腿中部にかけて発赤・腫脹を認める

検査所見	
血液検査	WBC 9,660/μL, Hb 12.4g/dL, Plt 15.2×10^4/μL, AST 23U/L, ALT 32U/L, LDH 150U/L, ALP 280U/L, BUN 14.5mg/dL, Cr 0.80mg/dL, Na 136mEq/L, K 4.1mEq/L, Cl 101mEq/L, CRP 18.7mg/dL

この症例をどう考えるか

　本症例は婦人科悪性腫瘍の治療後に慢性的な左下肢優位のリンパ浮腫を認めており，蜂窩織炎のリスクが高い。実際に過去2年間に2回の蜂窩織炎を経験しており，今回で3回目のエピソードとなる。このように再発を繰り返すことがリンパ浮腫における蜂窩織炎の特徴である。

　外来で対応するときはまず入院適応の見極めが必要である。敗血症の徴候を認める場合や外来治療にもかかわらず蜂窩織炎の全身または局所所見が軽快しない場合は積極的な入院適応となる[3]。本症例では，敗血症を示すバイタルサイン，そして菌血症の可能性を示唆する悪寒戦慄を認めることより，入院管理下に治療を行う方針となった。

診断と経過

　入院時，婦人科より感染症科に蜂窩織炎の抗菌薬マネジメントについて相談を頂いた。末梢血より血液培養2セット採取後，エンピリック治療としてセファゾリン1回2g 8時間ごと静注を開始した。この時点での推定原因菌はβ溶血性レンサ球菌と黄色ブドウ球菌で，リンパ浮腫における蜂窩織炎であることや傷のないところに急速に進行する経過であることから黄色ブドウ球菌よりもβ溶血性レンサ球菌による可能性が高いと考えた。第2病日に血液培養が陽性となり，形態からはレンサ球菌が疑われた。第3病日に局所所見の改善がみられ始め，血液培養からの検出菌はLancefield群別キットでG群に凝集するレンサ球菌と同定された

ため，抗菌薬はアンピシリン1回2g 6時間ごと静注に変更した．第7病日には局所所見はさらに改善し，抗菌薬はアモキシシリン1回500mg 1日4回内服に変更し退院となった．外来での経過観察では発赤や腫脹は徐々に軽快していき，発症より2カ月経過した時点で局所所見がなくなったことを確認し抗菌薬を終了とした．以後は半年以上，婦人科外来を継続して受診しているが蜂窩織炎の再燃は認めていない．

診断のポイント

　リンパ浮腫における蜂窩織炎の発症の仕方は患者ごとに異なり，同一患者でもエピソードごとに異なる[3～5]．たとえば，高熱や悪寒戦慄のような全身症状を伴うものもあれば，発熱もなく軽度の患肢の局所症状（発赤，熱感，腫脹）にとどまるものもある．分単位で悪化していくものもあれば，週単位で悪化するものもある．全身症状が局所症状に先行する場合も存在する．この中で実際に外来でみることが多いのは，受診動機につながる急性発症で全身症状を伴う場合が多い．

　一般的に蜂窩織炎では，急性期に血液または皮膚培養の検体が適切に採取されたとしても原因菌の同定に至ることは容易ではない．ただし，リンパ浮腫における蜂窩織炎の症例ではリンパ浮腫のない蜂窩織炎の症例と比較して血液培養の陽性率が上がる可能性がある．Wooらの研究では，リンパ浮腫における蜂窩織炎患者10人のうち3人が血液培養陽性であった[6]．この理由として，障害されたリンパ流においては細菌が増殖しやすく，早期に血流に移行しやすいためだと考えられている．筆者らの施設では，悪寒など菌血症の徴候を認める症例では積極的に血液培養を確認している．

　リンパ浮腫における蜂窩織炎の原因菌についてはA群β溶血性レンサ球菌が最も多く，時に黄色ブドウ球菌が関与することもあるとされている[3～5]．しかし，実際の症例報告においては血液または皮膚培養からnon-A群β溶血性レンサ球菌（B群，C群，G群）を検出した報告が少なくない[6～8]．筆者らの施設では，今回の症例のように同一患者において蜂窩織炎のエピソードごとに異なる群のnon-A群

β溶血性レンサ球菌を検出した経験もある。

治療のポイント

　リンパ浮腫における蜂窩織炎に対する最新の治療指針としては，British Lymphology Societyが2015年に公表した文書が参考となる[3]。ただし，わが国ではフェノキシメチルペニシリン（ペニシリンの経口薬）や黄色ブドウ球菌用ペニシリンを利用できないのでその点に注意して参考にするとよい。また，抗菌薬以外にもベッドでの安静や患肢の挙上といった一般的な蜂窩織炎に対する対応も役立つ。

エンピリック治療の選択肢は？

　入院適応のある症例では静注で治療を開始する。想定する原因菌としては，β溶血性レンサ球菌に加えて黄色ブドウ球菌までカバーすることが多い[3]。そのため，エンピリック治療として静注薬の選択肢としてはセファゾリンやクリンダマイシンが挙がる。

　全身症状と併せて患肢の紅斑など局所所見も落ち着いた時点で内服抗菌薬への変更を考慮する。β溶血性レンサ球菌に対象を絞る場合はアモキシシリン，黄色ブドウ球菌までカバーしておく場合はセファレキシンといった内服薬が選択肢となる。疫学的にはβ溶血性レンサ球菌が原因菌であることが多いので，落ち着いている症例であれば原因菌が判明していなくてもアモキシシリンを選択するという考え方もある。

適切な抗菌薬による治療期間は？

　抗菌薬による治療は急性の炎症所見がみられなくなるまで継続する。British Lymphology Societyでは，臨床的に治療に対する反応が観察されてから少なくとも14日間は投与することを勧めており，症例によっては1～2カ月間の投与となることもある[3]。

どのような症例に予防内服を検討したらよいか？

1年間に蜂窩織炎のエピソードを2〜3回以上認めるような場合は，抗菌薬の予防内服を検討する[3, 5, 9)]。ただし，予防内服をしていても蜂窩織炎を発症することはあり，あくまで発症する頻度や発症時の重症度を軽減することが目的である。海外の文献では，フェノキシメチルペニシリンが予防内服の第一選択薬として用いられており，1回250mg 1日2回内服で開始した場合は1年間再発がなければ1回250mg 1日1回内服に減量し，さらに1年間再発がなければ終了を検討できる。そのほかにもエリスロマイシンやクラリスロマイシンといったマクロライド，クリンダマイシン，セファレキシン，ドキシサイクリンなどが代替薬として考案されており，それぞれの投与方法については参考文献を参照してほしい[3)]。

感染症診療のロジック

- 患者背景：子宮頸がんに対して骨盤内リンパ節郭清を伴う広汎子宮全摘術，術後化学放射線療法後
- 臓器：左下肢蜂窩織炎
- 原因微生物：G群レンサ球菌（*Streptococcus dysgalactiae* subsp. *equisimilis*）
- 抗菌薬：セファゾリン静注で開始，最終的にアモキシシリン内服にスイッチ
- 適切な経過観察：
  - 抗菌薬による治療は急性の炎症所見がみられなくなるまで継続
  - 抗菌薬以外にベッドでの安静や患肢の挙上も実施

この症例のポイント

❶ リンパ浮腫における蜂窩織炎では一般的な蜂窩織炎よりも血液培養で原因菌を同定できる可能性がある（non-A群β溶血性レンサ球菌を検出した文献報告が複数あり）。

❷ 今後も蜂窩織炎を繰り返す場合は，抗菌薬の予防内服を検討する。

文献

〈リンパ浮腫における蜂窩織炎のレビュー〉
1) Al-Niaimi F, et al:Cellulitis and lymphoedema:a vicious cycle. J Lymphoedema. 2009;4(2):38-42.
    ・蜂窩織炎とリンパ浮腫の関係を各々の基礎的な知識から記載したレビュー

〈リンパ浮腫における蜂窩織炎のガイドライン的な記載〉
2) Lymphoedema Framework:Best practice for the management of lymphoedema. International consensus. 2006[http://www.woundsinternational.com/media/issues/210/files/content_175.pdf]
    ・Lymphoedema Frameworkが2006年に公表したリンパ浮腫マネジメントのガイドライン。「リンパ浮腫管理のベストプラクティス」という邦題の日本語版が存在する
3) BLS&LSN:Consensus document on the management of cellulitis in lymphoedema. 2015[http://www.lymphoedema.org/Menu3/Cellulitis%20Consensus.pdf]
    ・British Lymphology Societyが2015年に公表した文書
4) LSN:Management of cellulitis in lymphoedema. 2010 [http://www.nhs.uk/ipgmedia/national/Lymphoedema%20Support%20Network/Assets/ManagingcellulitisinlymphoedemaLSN10pages.pdf]
    ・The Lymphoedema Support Networkが2010年に公表した文書
5) ALA:Management of cellulitis in lymphoedema. 2012 [http://www.lymphoedema.org.au/public/7/files/Position%20Statements/ALA_Position_Statement_on_Cellulitis.pdf]
    ・Australasian Lymphology Associationが2012年に公表した文書

〈non-A群β溶血性レンサ球菌によるリンパ浮腫における蜂窩織炎の報告〉
6) Woo PC, et al:Cellulitis complicating lymphoedema. Eur J Clin Microbiol Infect Dis. 2000;19(4):294-7.
    ・香港から症例対照研究の報告。リンパ浮腫を伴う蜂窩織炎の群と伴わない蜂窩織炎の群とで臨床的特徴やアウトカムに差がみられるかを検討
    ・リンパ浮腫を伴う蜂窩織炎の群10人のうち3人で血液培養陽性(B群2人, G群1人)
7) Simon MS, et al:Cellulitis after axillary lymph node dissection for carcinoma of the breast. Am J Med. 1992;93(5):543-8.
    ・米国ミシガン大学病院からの報告。乳がんに伴う腋窩リンパ節切除後の上肢リンパ浮腫に合併した蜂窩織炎に関する症例集積研究(C群1人, G群1人)
8) Baddour LM, et al:Non-group A beta-hemolytic streptococcal cellulitis. Association with venous and lymphatic compromise. Am J Med. 1985;79(2):155-9.
    ・テネシー大学からの報告。冠動脈バイパス術後の再発性蜂窩織炎の報告3例(B

群, C群, G群)
- Table 1は冠動脈バイパス術後のnon-A群レンサ球菌による蜂窩織炎の文献報告まとめ
- Table 2は静脈やリンパ流のドレナージ障害におけるnon-A群レンサ球菌による蜂窩織炎の過去の報告まとめ (このTableが興味深い)

〈予防的抗菌薬のレビュー〉
9) Enzler MJ, et al: Antimicrobial prophylaxis in adults. Mayo Clin Proc. 2011;86(7):686-701.
- 再発性蜂窩織炎に対する予防的抗菌薬に関する記載あり

(河村一郎)

コラム

浮腫を制する者は蜂窩織炎を制す

　浮腫を制する者は蜂窩織炎を制す，と私は思っています。「リバウンドを制する者は試合を制す」みたいで恰好いいです。

　本項はリンパ浮腫がテーマですが，どんな浮腫でも蜂窩織炎の危険因子になりえます。心不全，低アルブミン血症，甲状腺機能低下症，薬剤性……。

　薬剤性と言えば，カルシウム拮抗薬でも浮腫が起きます。処方の多い薬剤だからか，結構な頻度でみます。やめてもすぐにはよくなりませんが，しばらくするとよくなってきます。提示された症例でもカルシウム拮抗薬が入っていますね。少し気になりました。

　"Cellulitis begets cellulitis"という言葉もあるくらいです。蜂窩織炎そのものが浮腫を起こすので，その浮腫が要因でまた蜂窩織炎になってしまうこともあるのです。

　蜂窩織炎で入院した患者さんの退院後の初回の外来で，局所所見が少し悪化していたり，CRPが少し上がったりしていることもよくあります。これは患者さんが日常生活の中で歩き始め，浮腫が悪くなるからですね。このあたりは仕方ありませんし，想定内。内服処方した抗菌薬が効いていないわけではありません。あまり慌てないようにしましょう。

　以上のように，浮腫をコントロールすることが蜂窩織炎の治療や再発予防には欠かせません。だから蜂窩織炎の治療中は下肢の安静・挙上が大事なのです。

　そういう点では，リンパ節郭清などによるリンパ浮腫のコントロールは難しいケースも多いため，蜂窩織炎の再発も多いのだろうと思います。リンパ浮腫外来などを利用し，きちんとコントロールを図りたいものです。

〔鈴木　純〕

各論

20 Tissue Expander 感染症

現場からのクリニカルクエスチョン

1. Tissue Expander (TE) とは何ですか？
2. TEを抜去せずに治療をすることは可能ですか？

はじめに

　TEとは乳房全摘後，乳房インプラントを挿入する前に皮膚や皮下組織を引き伸ばすために用いられるシリコン製の水風船のようなものであり（図1）[1]，2013年7月にラウンド型が保険適用となった。

　それに伴い近年，TEと乳房インプラントによる再建数が急速に増加している[2]。再建方法は乳房切除時における同時再建の有無，TE使用の有無により4つに分類される（表1）。再建術後のTE感染症は2～16.5％に生じるとされ[3-5]，治療の基本はTEの抜去と抗菌薬治療である[6,7]。しかし，実際の臨床ではTEを抜去せずに治療を行わざるをえない状況が存在する。

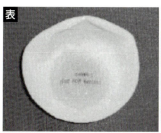
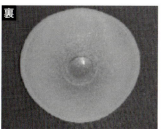

図1 Tissue Expander　　　　　　　（文献1より引用）

表1 乳房再建術の分類

一次再建:	乳がん手術と同時に行う
二次再建:	乳がん手術と別の時期に行う
一期再建:	インプラントまたは自家組織により再建する
二期再建:	まずTEを挿入し，その後インプラントや自家組織と入れ替える

(文献1より一部改変)

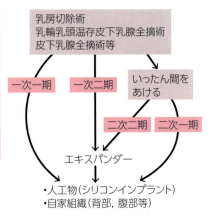

症例：黄色ブドウ球菌によるTE感染症

症 例	50歳女性，左乳がんに対する左乳房全摘＋TE挿入中の患者
主 訴	発熱，左胸部の違和感

現病歴	術後8日目に左胸部の違和感を自覚。術後9日目に発熱，悪寒，創部周囲の発赤が出現し，左前胸部ドレーン排液の増加と褐色の混濁を認めた。
アレルギー歴	なし
既往歴	なし
服用歴	なし
生活歴	喫煙なし。飲酒は機会飲酒のみ。
身体所見	血圧94/41mmHg，脈拍85回/分，呼吸数14回/分，体温37.9℃，SpO_2 97%（室内気）。 全身状態は悪くない。貧血，黄疸，点状出血なし，口腔内出血斑なし。肺音清，心音整S1→S2→S3（－）→S4（－），心雑音なし。左腋窩の創部に発赤なし，左前胸部の創部周囲に発赤，熱感，圧痛，腫脹あり，握雪感なし，左前胸部ドレーン排液に混濁あり。腹部平坦，軟，圧痛なし。脊柱叩打痛なし，CVA（肋骨脊椎角）叩打痛なし。四肢浮腫なし，手掌足底に点状出血なし。

検査所見	
血液検査	WBC 13,560/μL, Hb 13.9g/dL, Hct 40.2%, Plt 29.8×10^4/μL, AST 26U/L, ALT 24U/L, BUN 14.1mg/dL, Cr 0.65mg/dL, Na 137mEq/L, K 4.5mEq/L, Cl 102mEq/L, CRP 0.14mg/dL
細菌検査	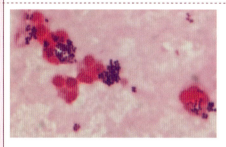 ドレーン排液のグラム染色：WBC (2＋) clusterを呈するグラム陽性球菌，貪食像あり

この症例をどう考えるか

　本症例は左胸部のTE挿入部に発赤，圧痛などの炎症所見を認め，急性期のTE感染症と考えられた。ドレーン排液のグラム染色では多数の白血球とclusterを呈するグラム陽性球菌を認めた。原因菌として黄色ブドウ球菌やコアグラーゼ陰性ブドウ球菌を疑ったためバンコマイシンによる治療を開始し，TE抜去についても検討した。

診断と経過

　バンコマイシンによる治療開始後は皮膚所見が徐々に改善した。発症5日目にはドレーン排液培養からメチシリン感受性黄色ブドウ球菌（methicillin-sensitive Staphylococcus aureus：MSSA）が同定されたためセファゾリン2g 8時間ごとに変更した。その後，TEは抜去せず治療を継続する方針となり，血液培養陰性が確認され経過も良好であったため，発症7日目に内服セファレキシン500mg 1

日4回投与に変更した。リファンピシンの併用も検討したがアジュバント療法としてタモキシフェンが開始される予定であり，リファンピシンによるCYP3A4の誘導によりタモキシフェンの血中濃度を下げてしまう可能性があったため併用は行わない方針とした。その後はセファレキシン内服を継続し，発症から10カ月後にTEの抜去および乳房インプラントの挿入を行った。術後3カ月間はセファレキシン内服を行い，再発なく経過している。

診断のポイント

原因菌

　ブドウ球菌のほかには緑膿菌やクレブシエラなどのグラム陰性桿菌が原因菌となる[8]。また非定型抗酸菌による感染の報告もあるため，グラム染色で菌を認めない場合には抗酸菌培養を考慮する必要がある（表2）。

　TE感染症の2/3は術後1カ月以内の急性期に生じるが，数年から数十年後に発症することもある。急性期には黄色ブドウ球菌やコアグラーゼ陰性ブドウ球菌，レンサ球菌などのグラム陽性球菌が原因になることが多いが，プロピオニバクテリウム属なども報告されている[7]。また，初期治療に失敗した症例からはメチシリン耐性黄色ブドウ球菌（methicillin-resistant *Staphylococcus aureus*：MRSA）が数多く検出されたと報告されているため，初期治療はバンコマイシンが適切であると考えられる[9]。

表2　TE感染症の原因菌

コアグラーゼ陰性ブドウ球菌	30%
MRSA	15%
MSSA	12%
緑膿菌	13%
クレブシエラ属	5%
結核性抗酸菌	3%

（文献8より一部改変）

治療のポイント

治療失敗のリスク

　TE感染症が生じた際にTEを留置したまま治療を継続するサルベージ療法があるが，サルベージの成功率は37～76％とされる[10, 11]。黄色ブドウ球菌，特にMRSAが原因菌であった場合には失敗率が高い[10, 12, 13]。したがって，MRSAがTE周囲のfluidや創部から検出された場合には，TE抜去の必要性が増すと考えられる。また，抗菌薬への反応性が不良な場合や血圧低下などの全身症状が出現した場合も治療失敗率が高いため，やはり抜去を検討する必要がある[13, 14]。

TE抜去を行わない場合の治療期間は？

　TEを抜去した場合には手術部位感染症として治療を行うが，TEの抜去を行わなかった場合の標準的な治療期間は定められていない。しかし，感染によるTE抜去後には乳房再建をあきらめる患者が多く，TE抜去後の48％のみが再挿入を行ったとの報告もあるため慎重な対応が必要である[8, 15]。人工関節感染症では，人工物を抜去しなかった場合には3～6カ月の長期抑制療法が必要と考えられ，また手術後も3～6カ月間の治療が必要とされている[16]。上記を考慮した上で，本症例では発症から手術までの10カ月間と術後3カ月間の抗菌薬治療を行った。

　リファンピシン併用の有効性は，人工関節感染症において報告されているが，リファンピシンは相互作用が多いため，化学療法が予定されている場合には各薬剤との相互作用の確認が必要である。使用する際には4週間以上の投与が推奨される[17]。

TEを抜去せずに治療した際のインプラントへの交換のタイミングは？

　感染によるTE抜去後の再挿入のタイミングは局所所見の改善[10]と抜去から3～6カ月間の経過が目安になるとされる[7, 18]。しかし，感染によるインプラントの抜去から15カ月後に再挿入したところ，感染が再燃したとの報告もある[19]。TEを抜去せずに治療した際にどのくらいの期間を空けてインプラントへの交換

を行うべきかについての明確な答えはないが，最低3～6カ月間は空けることが望ましいと考えられる。

感染症診療のロジック

- 患者背景：乳がんに対する乳房全摘，TEによる乳房再建後
- 臓器：TEと周囲の皮膚軟部組織
- 原因微生物：MSSA
- 抗菌薬：バンコマイシン→セファゾリン→セファレキシン
- 適切な経過観察：
  - インプラント挿入後も長期間の経過観察が必要

この症例のポイント

❶ TEを抜去せずに治療を行う際には，インプラント挿入前・後とも長期間にわたる抗菌薬投与を検討する必要がある。
❷ 黄色ブドウ球菌，特にMRSAであれば治療失敗の可能性が高くなる。

文献

〈日本国内における乳房再建の現状〉
1) 坂村律生：乳房再建の現況－人工物による再建と自家組織による再建について．県立がんセンター新潟病院医誌. 2015;54(2):51-7.
2) 素輪善弘，他：乳癌手術における乳房再建の現状と動向．京都府立医科大学雑誌. 2014;123(11):779-86.

〈TE感染症の発症率〉
3) Kjøller K, et al：Epidemiological investigation of local complications after cosmetic breast implant surgery in Denmark. Ann Plast Surg. 2002;48(3):229-37.
4) Nahabedian MY, et al：Infectious complications following breast reconstruction with expanders and implants. Plast Reconstr Surg. 2003;112(2):467-76.
5) Francis SH, et al：Independent risk factors for infection in tissue expander breast reconstruction. Plast Reconstr Surg. 2009;124(6):1790-6.

〈TE感染症の治療方法〉
- 6) Pittet B, et al:Infection in breast implants. Lancet Infect Dis. 2005;5(2):94-106.
- 7) Washer LL, et al:Breast implant infections. Infect Dis Clin North Am. 2012;26(1):111-25.

〈TE感染症の原因菌〉
- 8) Viola GM, et al:Breast tissue expander-related infections:perioperative antimicrobial regimens. Infect Control Hosp Epidemiol. 2014;35(1):75-81.
- 9) Feldman EM, et al:Breast implant infections:is cefazolin enough? Plast Reconstr Surg. 2010;126(3):779-85.

〈サルベージ療法の成功率〉
- 10) Reish RG, et al:Infection following implant-based reconstruction in 1952 consecutive breast reconstructions:salvage rates and predictors of success. Plast Reconstr Surg. 2013;131(6):1223-30.
- 11) Prince MD, et al:Prosthesis salvage in breast reconstruction patients with periprosthetic infection and exposure. Plast Reconstr Surg. 2012;129(1):42-8.

〈サルベージ療法失敗のリスク因子〉
- 12) Yii NW, et al:Salvage of infected expander prostheses in breast reconstruction. Plast Reconstr Surg. 2003;111(3):1087-92.
- 13) Spear SL, et al:Management of the infected or exposed breast prosthesis:a single surgeon's 15-year experience with 69 patients. Plast Reconstr Surg. 2010;125(4):1074-84.
- 14) Spear SL, et al:The infected or exposed breast implant:management and treatment strategies. Plast Reconstr Surg. 2004;113(6):1634-44.
- 15) Chun JK, et al:The infected breast prosthesis after mastectomy reconstruction:successful salvage of nine implants in eight consecutive patients. Plast Reconstr Surg. 2007;120(3):581-9.

〈人工物に対する長期抑制療法〉
- 16) Zimmerli W, et al:Prosthetic-joint infections. N Engl J Med. 2004;351(16):1645-54.
- 17) Lora-Tamayo J, et al:A large multicenter study of methicillin-susceptible and methicillin-resistant *Staphylococcus aureus* prosthetic joint infections managed with implant retention. Clin Infect Dis. 2013;56(2):182-94.

〈再手術のタイミング〉
- 18) Darouiche RO:Treatment of infections associated with surgical implants. N Engl J Med. 2004;350(14):1422-9.
- 19) Bennett SP, et al:Management of exposed, infected implant-based breast reconstruction and strategies for salvage. J Plast Reconstr Aesthet Surg. 2011;64(10):1270-7.

（齋藤　翔）

各論

21 リンパ嚢胞感染

現場からのクリニカルクエスチョン

❶ リンパ節郭清後に遺残したリンパ嚢胞が数カ月〜数年後に感染することがありますか？
❷ どのような微生物が主な原因菌となりますか？
❸ どのような場合に外科的ドレナージだけでなく抗菌薬の投与を必要としますか？

はじめに

　婦人科，泌尿器科，大腸外科領域の悪性腫瘍の手術において骨盤内リンパ節郭清を行うと腹膜外にリンパ嚢胞を形成することがある。リンパ嚢胞とは，リンパ節郭清によりリンパ管が切断され下肢から流れ込んだリンパ液が膀胱や直腸の外側のスペース（骨盤死腔）に貯留したものである[1,2]。このような術後リンパ嚢胞は大部分が症状なく消失していくが，無症状のままで長期間遺残する症例も存在し，それが時に感染を起こし治療を要する。リンパ嚢胞感染の発生頻度は骨盤内リンパ節郭清をした症例のうち1.5％にも満たないが[3]，がん専門施設では外科医からの感染症コンサルテーションとしてときどき遭遇する疾患であるので，対応について知識を整理しておく必要がある。

症例：B群レンサ球菌による骨盤内リンパ嚢胞感染

症例 婦人科悪性腫瘍術後に化学療法を受けている50代女性の患者
主訴 発熱，右鼠径部痛

現病歴	6カ月前に子宮頸がんに対して広汎子宮全摘術（骨盤内リンパ節郭清あり）。その後は術後化学療法を受けており，外来当日はPTX+CBDCA（パクリタキセル+カルボプラチン）療法5コース目のDay 21。受診前日より発熱と右鼠径部に痛みを自覚，当日朝は悪寒も自覚し受診
アレルギー歴	なし
既往歴	なし
服用歴	なし
生活歴	喫煙なし。飲酒 ビール500mL/日
身体所見	身長160cm，体重50kg。血圧116/64mmHg，脈拍112回/分，整。呼吸数16回/分，体温38.7℃，SpO_2 98%（室内気）。全身状態は少しだるそう。結膜に貧血・黄疸なし，副鼻腔の圧痛なし，咽頭発赤なし。呼吸音は清，心音整，心雑音なし。右鼠径部に軽度膨隆あり，同部に圧痛を認める。脊柱叩打痛なし，CVA（肋骨脊椎角）叩打痛なし。四肢浮腫なし
検査所見	
血液検査	WBC 10,500/μL, Hb 12.1g/dL, Plt 16.3×10^4/μL, AST 16U/L, ALT 13U/L, LDH 145U/L, ALP 140U/L, BUN 18.5mg/dL, Cr 0.85mg/dL, Na 138mEq/L, K 4.0mEq/L, Cl 102mEq/L, CRP 10.7mg/dL
超音波検査	右外腸骨領域に嚢胞構造を認め，同部の圧迫で圧痛著明

この症例をどう考えるか

　本症例では術後2カ月時点に撮影したCTで右骨盤内リンパ嚢胞の形成が確認されていた。こうした残存する術後のリンパ嚢胞が数週から数年の経過中に感染した状態に変化することがあり「リンパ嚢胞感染」と呼ばれる。発生機序について

はいまだ明らかになっていないが，血行性またはリンパ行性に播種，近接する部位の炎症の波及，手術時の直接的な汚染などが病因として考えられている[3]。

この疾患に関する感染症コンサルテーションは骨盤内リンパ節郭清を実施する外科診療科から相談されることが多い。しかし，リンパ囊胞感染の内科的マネジメントについては成書に記載がほとんどなく，報告文献も限られているため，どのような微生物を標的に抗菌薬を使用したらよいかについて明らかな推奨がないことが問題となる。

診断と経過

入院時に婦人科より感染症科にリンパ囊胞感染のマネジメントについて相談を頂いた。穿刺ドレナージについては入院が夜間帯であったことより，翌日IVR科に依頼する予定となった。エンピリック治療としての抗菌薬はアンピシリン・スルバクタム 1回3g 6時間ごと静注を開始した。第2病日に腹部―骨盤造影CTを施行，右外腸骨動静脈の腹側に壁の厚い囊胞を認めた（図1）。CT後，エコーガイド下にドレーンの留置を行い，採取された漿液性の内容物を培養検体として細菌検査室に提出した。検体のグラム染色では白血球を背景にレンサ状のグラム陽性

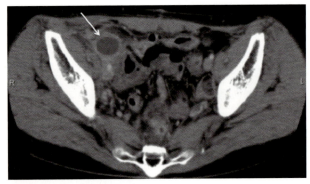

図1 骨盤部の造影CT画像
右外腸骨動静脈の腹側に囊胞構造を認め，壁は肥厚し辺縁が毛羽立ち，周囲に炎症が及ぶ像を認める　　　　　　　　　　（文献3より引用）

球菌を認めた．第4病日に原因菌はB群レンサ球菌（*Streptococcus agalactiae*）と同定．右鼠径部の圧痛所見は改善しており，ドレーン抜去とともに抗菌薬をアモキシシリン1回500mg 1日4回内服に変更し，同日午後に退院となった．第12病日の外来受診時に症状と所見ともに消失したことを確認し，抗菌薬治療を終了した．以後は2年間以上，婦人科外来を継続して受診しているがリンパ嚢胞感染の再燃は認めていない．

診断のポイント

手術に伴う骨盤内リンパ節郭清後に同部のリンパ嚢胞の遺残を認める患者に起こりえる疾患である．生じる部位は骨盤内の大血管の近傍に認めることが多い．発症のリスク因子は明らかにされていないが，筆者らの施設では術後の化学療法中に経験することが少なくない[3]．

典型的な症状は，発熱と患側の下腹部〜鼠径部の痛みである．時に腸腰筋に炎症が及んで歩行時痛として自覚したりすることもある．身体所見としては，患部の発赤・熱感・腫脹・圧痛を認める．

画像検査ではエコーまたはCT検査が診断に役立ち，後者のほうがより鮮明に所見を確認できる．骨盤部の造影CTでは，辺縁不整で造影効果のある壁肥厚を伴う嚢胞構造として認める．

治療として穿刺ドレナージを実施する場合は，必ず培養検査（嫌気培養も含める）を提出する．得られた液体の検体は明らかな膿というより漿液性の液体として得られることもある．このような場合でもグラム染色を確認すると白血球や菌体を認めたり，塗抹で菌体を認めなくても培養で陽性となったりする症例があるので，「漿液性」だから感染がなさそうと考えて検体を捨ててしまわず培養検査に提出することを勧める．悪寒戦慄など菌血症を疑う症状がある場合は，血液培養2セットを採取する．

治療のポイント

どのような場合に外科的ドレナージだけでなく抗菌薬の投与を必要とするか？

　術後の骨盤内リンパ嚢胞感染のマネジメントは腹腔内膿瘍の治療と同じである。外科的なドレナージが基本で，ドレナージが不十分な場合やドレナージが困難な場合（たとえば，穿刺によって血管や腸管を損傷する危険性がある場合など）には抗菌薬治療も有効である。しかし，抗菌薬を使用するにあたり，ドレナージ検体からグラム染色で原因菌が推定できる症例ばかりではない。そのような場合にどのようなエンピリックな抗菌薬を選択したらよいだろうか。

菌情報が得られていない時点で選択する抗菌薬は？

　Kawamuraらによる症例集積研究では，婦人科領域における骨盤内リンパ嚢胞感染における原因菌について考察し，原因菌は単一菌でブドウ球菌，レンサ球菌，腸球菌などのグラム陽性球菌あるいは*Bacteroides fragilis*のような嫌気性菌を検出することが多いことを示唆している[3]。そして，こうした微生物の疫学状況よりエンピリック抗菌薬の候補として静注であればアンピシリン・スルバクタム，内服であればアモキシシリン・クラブラン酸を挙げている。ただし，上記に挙げた原因菌以外にもメチシリン耐性黄色ブドウ球菌[1]，バンコマイシン耐性腸球菌[5]，*Mycoplasma hominis* [4]などβラクタム系抗菌薬に耐性を示す微生物がリンパ嚢胞感染をきたすこともあり，原因菌の同定および薬剤感受性の確認に努めることが望ましい。

適切な抗菌薬による治療期間は？

　腹腔内膿瘍の治療期間に準じれば，適切なドレナージを行えたという条件下では4～7日間の抗菌薬治療で終了できるかもしれない。しかし，ドレナージが不十分な場合や困難な場合は，症例ごとに局所所見の落ち着きや感染巣の残存の具合を観察しながら決めていくこととなる。このような場合，静岡がんセンター感染症内科では「症状および所見の消失」あるいは「抗菌薬の投与期間合計が3～4週」

を治療終了の目安としている。

感染症診療のロジック

- 患者背景：子宮頸がんに対して骨盤内リンパ節郭清を伴う広汎子宮全摘術，術後化学療法中
- 臓器：術後の骨盤内リンパ嚢胞
- 原因微生物：B群レンサ球菌（*Streptococcus agalactiae*）
- 抗菌薬：アンピシリン・スルバクタム静注からアモキシシリン内服にスイッチ
- 適切な経過観察：
  - がん担当科とともに穿刺ドレナージについて検討
  - ドレナージ検体の細菌培養には嫌気性菌の同定を含める

この症例のポイント

❶ 術後に骨盤内リンパ嚢胞が遺残する患者における発熱と鼠径部痛をみたら，リンパ嚢胞感染を鑑別に挙げる（術後数カ月から数年経過しての発症もありえる）。

❷ 原因菌の同定および感染巣の縮小のために穿刺ドレナージを検討する。

文献

〈リンパ嚢胞感染の総説〉

1) 三上幹男, 他：リンパ嚢胞およびその感染の取り扱い. 産科と婦人科. 2013;80(2):188-93.
   - リンパ嚢胞の発生について下肢から骨盤内に流入するリンパ流の解剖学的な解説あり
2) 矢島正純, 他：感染性リンパ嚢胞. 臨婦産.1998;52(7):929-31.
   - リンパ嚢胞感染の頻度・部位・症状・治療・予防について解説あり

〈リンパ嚢胞感染の症例集積研究および症例報告〉

3) Kawamura I, et al:Microbiology of pelvic lymphocyst infection after lymphadenectomy for malignant gynecologic tumors. Surg Infect(Larchmt). 2015;16(3):244-6.

- ・リンパ嚢胞感染の原因菌に関する考察をした症例集積研究
4) 小場紀和子, 他：卵巣癌根治術後にMycoplasma hominisによるリンパ嚢胞感染をきたした1例. 日本産科婦人科学会東京地方部会会誌. 2009; 58(2): 220-3.
    - ・Mycoplasma hominisによるリンパ嚢胞感染の報告
5) 今福裕司, 他：vanB型VREによる子宮頸癌術後骨盤内感染性嚢胞の1例. 感染症学雑誌. 1999; 73(5): 473-6.
    - ・バンコマイシン耐性腸球菌によるリンパ嚢胞感染の報告
▶ 由良茂夫, 他：子宮頸癌の術後長期を経てリンパ嚢腫に感染を引き起こした3症例. 産婦の進歩. 1995; 47(4): 532-5.
    - ・保存的に治療を行った3症例の報告＆過去の報告レビュー
▶ 岡部親宜, 他：子宮頸癌術後におけるリンパ嚢胞およびリンパ膿瘍症例の検討. 日本産科婦人科学会東京地方部会会誌. 1992; 41(3): 298-302.
    - ・Bacteroidesによるリンパ嚢胞感染4症例の報告

〈婦人科手術後合併症の総説〉
▶ 高橋伸卓, 他：婦人科手術後の合併症があったら. 産科と婦人科. 2006; 73(11): 1615-20.
    - ・リンパ嚢胞の解説内にリンパ嚢胞感染の話が少しあり

〔河村一郎〕

各論

22 術後髄膜炎

現場からのクリニカルクエスチョン

❶ 原因菌と臨床的特徴を教えて下さい。
❷ 髄液所見から細菌性髄膜炎と化学性髄膜炎は区別できますか？
❸ デバイスが入っています。抜去は必要ですか？

はじめに

　脳神経外科術後に中枢神経感染症を起こすことは稀である。頻度は基礎疾患，周術期抗菌薬，挿入デバイスの種類，手技などによって異なり，開頭術後髄膜炎は0.8〜1.5%，シャント関連感染症は4〜17%とされる[1〜3]。開頭時の副鼻腔開放とそれに伴う手術操作，患者の全身状態，デバイス留置期間，併存する感染症，髄液漏，外傷などがリスク因子になる[4,5]。

　脳神経外科術後の感染症の診断は難しい。理由として市中の髄膜炎と比べ症状が乏しいこと，術後は非感染性の化学性髄膜炎を起こすことがあり，髄液検査では両者の鑑別がしにくいことなどが挙がる。市中髄膜炎と原因菌も大きく異なるため抗菌薬選択，デバイス抜去の判断，治療期間など迷う点が多い。術後に留置されるデバイスとしては，internal ventricular catheter（脳室−腹腔シャント：VPシャント，脳室−心房シャント：VAシャント，植込み型脳脊髄液リザーバ：Ommayaなど），external ventricular drain（脳室ドレーン），開頭部骨固定プレート，皮下ドレーン，硬膜外ドレーンなどがある。

症例：術後髄膜炎の症例

症 例	頭蓋内腫瘍摘出後12日目の発熱，頭痛
主 訴	発熱，頭痛

現病歴	23歳女性。1カ月前から嘔気が続き，前医の画像で脳腫瘍と診断。第四脳室に腫瘍を認め脈絡叢乳頭腫の疑い。開頭し頭蓋内腫瘍摘出術を施行した。術後5日目より嘔気が持続，12日目より過去に経験したことのないほどの頭痛が出現し，38℃の発熱を認めた。アンピシリン・スルバクタム（ABPC/SBT）1.5g 6時間ごとを開始し，当科にコンサルトがなされた。
アレルギー歴	なし
既往歴	なし
服用歴	ファモチジン，総合ビタミン剤
生活歴	大学生，喫煙なし
身体所見	身長165cm，体重55kg，血圧100/52mmHg，脈拍113回/分，体温38.4℃，SpO_2 97%（室内気）。 全身状態はぐったりしている。頭部の創部に発赤・排膿なし。眼球結膜貧血なし。頸部・腋窩・鼠径部リンパ節腫大なし。甲状腺腫大なし。右上腕末梢静脈ライン周囲に発赤・圧痛・硬結なし。肺野 crackles wheeze 聴取せず。心雑音なし。CVA（肋骨脊椎角）叩打痛なし。四肢浮腫なし。関節腫脹・熱感なし。 神経学的所見：意識清明，脳神経障害なし，上肢バレー徴候陰性，両下肢膝立保持可能，異常反射なし，ふらつきなく歩行可，項部硬直あり
検査所見	
血液検査	WBC 42,300/μL，Hb 12.3g/dL，Hct 34.7%，Plt $34.5×10^4$/μL，AST 15U/L，ALT 13U/L，LDH 284U/L，γ-GTP 18U/L，BUN 11.8mg/dL，Cr 0.62mg/dL，Na 134mEq/L，K 3.8mEq/L，Cl 97mEq/L，CRP 7.2mg/dL，Glu 123mg/dL
尿検査	潜血（−），WBC 1-4/HPF
髄液所見	初圧測定なし，肉眼的混濁，細胞数4,407/μL，単核球8%，多核球92%，蛋白81mg/dL，糖26mg/dL

この症例をどう考えるか

　開頭術後12日目に出現した頭痛と発熱である。本症例は発熱，頭痛，項部硬直といった髄膜炎の3徴候がそろっており診断しやすいが，術後髄膜炎で3徴候がそろうことは稀であり，全体の8％程度にとどまる[6]。表1にまとめたが，市中の髄膜炎に比べ症状に乏しいことがわかる[6〜8]。脳神経外科術後に頭痛，術後の経過で説明のつかない発熱の遷延，意識変容などをみた場合には感染の可能性も疑い，検査につなげるほうがよい。

　本症例は術後12日目に発症している。一般的に開頭術後髄膜炎は1/3が最初の1週間，1/3が2週間以内に発症する[1]。稀に術後数年経過して発症するケースもある。シャント関連感染症では65％が術後1カ月以内に発症する[7]。

表1　術後髄膜炎の症状

	がん患者の髄膜炎 （8割が術後）[6]	シャント関連[7]	Ommaya関連[8]
発熱	56％	78％	42.5％
頭痛	47％		57.5％
意識変容	35％		2.6％
脳局所症状	15％		
項部硬直	14％	45％	27.5％
局所皮膚所見		49％	
嘔気			22.5％
無症状	14％		

診断と経過

　本症例は髄液検査施行後，empiric therapyとしてセフェピム2g 8時間ごと＋バンコマイシン1g 12時間ごとで開始した。髄液のグラム染色で細菌は認めなかった。翌日髄液の培養でグラム陽性球菌が陽性となり，メチシリン感受性黄色ブドウ球菌（methicillin-sensitive *Staphylococcus aureus*：MSSA）と同定された。

感受性判明後はセフトリアキソン2g 12時間ごとに変更した。投与開始後5日目に行った髄液検査の培養は陰性であった。本症例は留置されたデバイスがなく，4週間の点滴治療後，内服薬（スルファメトキサゾール／トリメトプリム）に変更し合計8週間の治療を行い終了とした。治療終了後再発は認めていない。

脳神経外科術後髄膜炎

原因菌は皮膚の常在菌であることが多い。術後早期（1カ月以内）に発症する髄膜炎は，コアグラーゼ陰性ブドウ球菌（coagulase-negative staphylococci：CNS）や *Propionibacterium acnes*（*P. acnes*），*Corynebacterium jeikeium*（*C. jeikeium*），黄色ブドウ球菌などが原因菌となる。外傷後，骨折がある場合，術後創部離開がある場合は黄色ブドウ球菌が問題となりやすい[1]。副鼻腔操作や髄液漏がある場合は，レンサ球菌の頻度が増える。過去の報告を表2にまとめる。

VPシャント感染では挿入から1カ月，時には1年以上経過してから感染が起こる。VPシャントの腹腔内先端による消化管穿孔や，腹膜炎が感染の原因となり，レンサ

表2 原因菌の頻度

原因菌	文献9	文献7
ブドウ球菌	55〜95%	
コアグラーゼ陰性ブドウ球菌		37%
黄色ブドウ球菌		18%
腸球菌		1%
レンサ球菌	9〜10%	
グラム陰性桿菌	6〜20%	
腸内細菌		4%
ブドウ糖非発酵菌		3%
大腸菌		1.4%
P. acnes	1〜14%	9%
複数菌	10〜15%	15%

球菌，グラム陰性桿菌，嫌気性菌など多彩な菌が複数検出される。当院で経験したVPシャント関連感染症のCT所見と培養結果を図1に示す。VPシャントの先端が腸管内に入り込んでおり，髄液からは腸内細菌を中心に複数の菌が検出された。

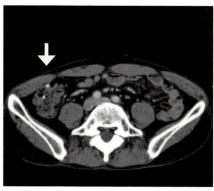

大腸菌
Klebsiella oxytoca
Klebsiella pneumoniae
Serratia marcescens
Enterococcus raffinosus
Bacteroides fragilis
α-streptococcus

図1 VPシャント先端が腸管内にある(矢印)画像と髄液培養結果

診断のポイント

術後髄膜炎を疑った場合は，血液培養に加え，髄液検査を行う。採取した髄液は細胞数，蛋白，糖（血清糖も検査），グラム染色，培養検査に提出する。最終的な診断は髄液培養結果で行う。培養結果を待つ間，髄液の生化学結果より髄膜炎か否かの判断を行う必要があるが，判断が難しい。グラム染色は有用な情報であるが，感度が低く髄膜炎否定には用いにくい。報告によると培養陽性例の25％しか陽性とならない[10]。

細胞数や蛋白は手術操作に伴う化学性髄膜炎でも上昇するため，感染性か否かの判断が難しい。髄液所見から化学性髄膜炎と細菌性髄膜炎の判別が可能か検討した論文がある[10]。白血球数の中央値は細菌性髄膜炎で5,938/μL，化学性髄膜炎で1,111/μLであった。化学性髄膜炎の白血球数は39〜7,200/μLと幅があり，86％の症例で多核白血球を認めた。ただし，7,500/μLを超える例はおらず，7,500/μL以上であれば細菌性髄膜炎と判断できるかもしれない。髄液中の糖低下（＜40mg/dLまたは血清glucoseの1/3以下）は細菌性髄膜炎の約半数，化学性髄膜炎の20％に認めた。血清の糖が高いからといって細菌性髄膜炎を否定できず，低

いことが必ずしも細菌性髄膜炎を示さない．ただし，10mg/dLよりも低い場合は，細菌性髄膜炎である可能性が高いといえる．蛋白の数値は細菌性髄膜炎でも化学性髄膜炎でも差はなく，判断には用いることができなかった．まとめると，髄液中白血球数7,500/μL以上または髄液中glucose 10mg/dL未満であれば細菌性髄膜炎と考えてよいが，それ以外の場合は髄液の所見から両者の鑑別は困難である．

そのほかのマーカーとして髄液中lactateの測定が細菌性髄膜炎の予測に有用とする文献がある．髄液中 lactateの値4mmol/Lをカットオフとした場合，感度0.88，特異度0.98，陽性的中率 96%，陰性的中率94%であった[11]．

最も重要な結果は髄液の培養であるといえる．抗菌薬開始に伴い培養陽性率は低下する．術後髄膜炎を疑った場合，全身状態が許すならばできる限り抗菌薬開始前の髄液採取が望ましいと考える．

治療のポイント

Empiric therapy，培養陰性時中止の判断，デバイス抜去，治療期間についてまとめる．

Empiric therapy

菌の頻度ではコアグラーゼ陰性ブドウ球菌，黄色ブドウ球菌，グラム陰性桿菌が多い．そのためempiric therapyではセフェピム2g 8時間ごと＋バンコマイシン 15〜20mg/kg 8〜12時間ごとを選択する．バンコマイシンのトラフは15〜20μg/mLを目標とする[1]．

髄液/血液培養陰性時の判断

British Society for Antimicrobial Chemotherapyは，髄液培養が72時間後も陰性であれば，細菌性髄膜炎の可能性が低く抗菌薬中止が可能としている[12]．

この推奨をZarroukらが検討し，3日目に培養陰性であれば抗菌薬を中止する

介入を開始。介入前後で死亡および合併症出現頻度が変わらなかったと報告している[13]。ただ術後髄膜炎を発症する患者背景や状態は様々であること，小規模の研究であることから全例でこのプラクティスを行っていいかは疑問が残る。特に先行抗菌薬投与がある場合は，培養陰性であっても中止の判断はしがたい。髄膜炎の可能性の高さ，患者状態などから個別の判断が必要となる。

デバイス抜去

抜去可能なデバイスはできる限り抜去することが望ましいが，VPシャントなどのinternal ventricular catheterでは抜去の判断に迷うこともある。

治療オプションとしては，①two-stage procedure：汚染シャントの除去＋EVD（external ventricular drain：脳室ドレーン）挿入＋抗菌薬（経静脈的投与±脳室内投与）＋CSFが無菌化後に新しいシャント挿入，②one-stage procedure：汚染シャントの除去と同時に新しいシャント再挿入＋抗菌薬（経静脈的投与±脳室内投与），③抗菌薬投与のみの3つがある。それぞれの成功率について検討した文献では，Yogevは96％，65％，36％，Schrefflerらは88％，64％，34％と類似した結果を示している[14, 15]。Conenらも手術操作を行った63例中失敗例（再発）は1例のみであったが，抗菌薬のみで治療を行った15例では3例が後に抜去，1例再発，1例死亡という結果であった[7]。いずれの文献でも抗菌薬のみでは失敗例が多い。微生物によって異なるとする文献もあり，コアグラーゼ陰性ブドウ球菌によるinternal ventricular catheter感染では経静脈的投与＋脳室内投与のみで93％の成功率であった[16]。

治療期間

治療期間については定まったものがない。菌種およびシャント抜去ができているかによって個別に判断する。コアグラーゼ陰性ブドウ球菌やP. acnesによる感染の場合，再検した髄液培養が陰性となってから7日間抗菌薬を投与し，再シャント増設が可能とされる[1]。黄色ブドウ球菌やグラム陰性桿菌の場合は再検した髄液培養が陰性となってから10日間抗菌薬を投与し，再シャント増設が可能とされ

る¹⁾。ただしその他の意見も多くあり，現在のところ治療期間については定まっておらず，症例ごとに判断しているのが現状である。

感染症診療のロジック

- 患者背景：脳神経外科術後の発熱
- 臓器：髄膜炎
- 原因微生物：黄色ブドウ球菌 (MSSA)
- 抗菌薬：セフェピム＋バンコマイシン→セフトリアキソン
- 適切な経過観察：髄液検査陰性を確認，合計8週間治療 (エビデンスなし)

この症例のポイント

❶ 脳神経外科術後の発熱は髄膜炎を疑う。
❷ 髄液所見は市中髄膜炎と比べマイルド。

文献

〈脳神経外科術後髄膜炎のおすすめレビュー〉
1) van de Beek D, et al：Nosocomial bacterial meningitis. N Engl J Med. 2010;362(2):146-54.

〈脳神経外科術後髄膜炎の発生頻度〉
2) McClelland S 3rd, et al：Postoperative central nervous system infection：incidence and associated factors in 2111 neurosurgical procedures. Clin Infect Dis. 2007;45(1):55-9.
3) Tian R, et al：The characteristics of post-neurosurgical bacterial meningitis in elective neurosurgery in 2012：A single institute study. Clin Neurol Neurosurg. 2015;139:41-5.

〈リスク因子〉
4) Kourbeti IS, et al：Risk factors associated with postcraniotomy meningitis. Neurosurgery. 2007;60(2):317-26.
5) Korinek AM, et al：Risk factors for adult nosocomial meningitis after

craniotomy:role of antibiotic prophylaxis. Neurosurgery. 2008;62(suppl 2):532-9.

〈術後髄膜炎の症状が乏しいことを示した文献〉
6) Safdieh JE, et al:Bacterial and fungal meningitis in patients with cancer. Neurology. 2008;70(12): 943-7.
7) Conen A, et al:Characteristics and treatment outcome of cerebrospinal fluid shunt-associated infections in adults:a retrospective analysis over an 11-year period. Clin Infect Dis. 2008;47(1):73-82.

〈オンマヤ関連感染症の症状と髄液所見〉
8) Szvalb AD, et al:Ommaya reservoir-related infections:Clinical manifestations and treatment outcomes. J Infect. 2014;68(3): 216-24.

〈髄液シャント関連感染症の原因菌〉
9) Tunkel AR, et al: Cerebrospinal fluid shunt infections. Mandell, Douglas, and Bennett's Principles and Practice of Infectious Diseases, 7th edition. Elsevier, 2009, p1231-6.

〈化学性髄膜炎と細菌性髄膜炎の髄液所見を比較した文献〉
10) Forgacs P, et al:Characterization of chemical meningitis after neurological surgery. Clin Infect Dis. 2001;32(2):179-85.
11) Leib SL, et al:Predictive value of cerebrospinal fluid (CSF) lactate level versus CSF／blood glucose ratio for the diagnosis of bacterial meningitis following neurosurgery. Clin Infect Dis. 1999;29(1):69-74.

〈髄液培養が72時間後も陰性であれば抗菌薬中止が可能〉
12) The management of neurosurgical patients with postoperative bacterial or aseptic meningitis or external ventricular drain-associated ventriculitis. Br J Neurosurg. 2000;14(1):7-12.
13) Zarrouk V, et al:Evaluation of the management of postoperative aseptic meningitis. Clin Infect Dis. 2007;44(12):1555-9.

〈デバイス抜去が必要か〉
14) Yogev R:Cerebrospinal fluid shunt infections:a personal view. Pediatr Infect Dis. 1985;4(2):113-8.
15) Schreffler RT, et al:Treatment of cerebrospinal fluid shunt infections:a decision analysis. Pediatr Infect Dis J. 2002;21(7): 632-6.
16) Brown EM, et al:Conservative management of patients with cerebrospinal fluid shunt infections. Neurosurgery. 2008;62(suppl 2):661-9.

（倉井華子）

索引

欧文

A
α-streptococcus *214*
AUC（area under the curve） *64*

B
β-Dグルカン *79*
Bacillus cereus *24*
Bacteroides fragilis *154*
B群レンサ球菌 *239*

C
Candida albicans *175*
CAP（Community Acquired Pneumonia） ☞市中肺炎
Carnett's 徴候 *157*
CA-UTI（catheter associated urinary tract infections） *109, 115*
CDI（Clostridium difficile infection） *183*
CMV（サイトメガロウイルス）肺炎 *81*
CNS（coagulase-negative staphylococci） *15, 25, 32, 265*
CRBSI（catheter-related blood stream infection） *12*
CVC（central venous catheter） *12, 18*

D
dark bronchus サイン *77*
de-escalation *6, 52, 130*
DOTS（directly observed treatment short-course）戦略 *91*
DTP（differential time to positivity） *16*

E
empiric therapy *8*
Enterococcus faecium *154*

G
GDH（glutamate dehydrogenase） *187*
G群レンサ球菌 *222*

H
HAP（Hospital Acquired Pneumonia） ☞院内肺炎
HIV *76*
HRZE *105*

I
I-ROAD分類 *46, 49*

K
Klebsiella pneumoniae *44, 60, 154*

M
MIC（minimum inhibitory concentration） *64*
MPC（mutant prevention concentration） *65*
MRONJ（medication-related osteonecrosis of the jaw） *212*
MRSA（methicillin-resistant *Staphylococcus aureus*） *40, 232*
　——保菌者 *163*
MSSA（methicillin-sensitive *Staphylococcus aureus*） *15, 231, 245*

N
NHCAP（Nursing and Healthcare-associated Pneumonia） *40*
non-A群β溶血性レンサ球菌 *223*
NSAIDs *199*

P
PCP（Pneumocystis pneumonia） *71, 86*
PCR検査 *78*
PK/PD理論 *64*
Prevotella intermedia *214*
PSI（pneumonia severity index） *46*

PTAD（percutaneous transhepatic abscess drainage） 133

S
SSI（surgical site infection） 139, 146, 151
Streptococcus agalactiae 239
ST合剤 74

T
Tissue Expander感染症 229
Tokyo guideline（TG13） 123
TPN（total parenteral nutrition） 12
TTP（time to positivity） 35

━━━━ 和　文 ━━━━

あ
アモキシシリン 154, 217, 224, 239
アモキシシリン・クラブラン酸 154, 217
アンチバイオグラム 52
アンピシリン 112
アンピシリン・スルバクタム 68, 133, 154, 238

い
医療・介護関連肺炎 ☞ NHCAP
院内肺炎 40

え
液性免疫不全 71

お
黄色ブドウ球菌 25, 165
　── 性肺炎 50

か
カテーテル関連血流感染症 ☞ CRBSI
カテーテル関連尿路感染症 ☞ CA-UTI
カテーテル抜去 17, 26
喀痰 43
患者背景 2, 4
感染症診療のロジック 2

完全静脈栄養 ☞ TPN
肝膿瘍 131

き
胸部異常陰影 87

く
クリンダマイシン 217, 224
クロストリジウム・ディフィシル感染症 ☞ CDI
グルタミン酸脱水素酵素 ☞ GDH

け
経過観察 4, 7
経皮経肝膿瘍ドレナージ ☞ PTAD
血液培養 26, 43
血液培養陽性 31
血中濃度曲線下面積 ☞ AUC
血糖管理 148
嫌気性菌 134
原因菌推定 3, 6

こ
コアグラーゼ陰性ブドウ球菌 ☞ CNS
コンタミネーション 31, 34
抗菌薬 3, 6, 49
　── ロック療法 17
口腔内常在菌 145
好中球数減少 71
骨盤内リンパ節郭清 238

さ
サイトメガロウイルス 73
細胞性免疫不全 71
三次性腹膜炎 174

し
シェルバイアル法 75
市中肺炎 40
手術部位感染症 ☞ SSI
腫瘍熱 193, 201

253

周術期抗菌薬　163, 166
術後髄膜炎　243
す
すりガラス陰影　73, 75, 90, 96
ステロイド　86, 199
　── 投与中患者の感染症　51
せ
セファゾリン　15, 44, 52, 224, 231
セファレキシン　231
セフェピム　112, 245
セフトリアキソン　52, 246
セフメタゾール　177, 204
そ
臓器　3, 5
た
タゾバクタム・ピペラシリン　133, 153, 193
多剤耐性結核筋　91
大腸菌　109, 154
胆管炎　121
ち
中心静脈カテーテル　☞ CVC
つ
椎体炎　29
と
ドレナージ　66, 127, 135, 157, 178, 240
な
ナプロキセンテスト　198
治らない肺炎　56
に
ニューモシスチス肺炎　☞ PCP
は
バンコマイシン　14, 24, 189, 231, 245
肺炎重症度指数　☞ PSI

肺炎の分類　40
肺化膿症　59
肺がん　96
肺結核症　89
ひ
非結核性抗酸菌症　98
表層切開部位　139
ふ
フルコナゾール　178
浮腫　228
へ
閉塞性肺炎　62
ほ
蜂窩織炎　220, 228
ま
末梢静脈カテーテル感染症　22, 27
む
ムピロシン軟膏　170
無症候性細菌尿　112
め
メチシリン感受性黄色ブドウ球菌　☞ MSSA
メチシリン耐性黄色ブドウ球菌　☞ MRSA
メトロニダゾール　189
や
薬剤関連顎骨壊死　☞ MRONJ
薬剤熱　203
よ
4剤併用療法　☞ HRZE
予防の抗菌薬　165, 225
り
リンパ嚢胞感染　236
リンパ浮腫　220

編著者紹介

伊東直哉 (いとうなおや)

静岡県立静岡がんセンター感染症内科

2007年	東海大学医学部卒業
2007年	横浜南共済病院 初期臨床研修医
2008年	東京医科歯科大学医学部附属病院 初期臨床研修医
2009年	市立堺病院総合内科
	藤本卓司先生 (現・北野病院総合診療センター長) に師事
2012年	瀬戸内徳洲会病院
2013年	瀬戸内徳洲会病院 総合内科部長/副院長
	鹿児島県奄美大島で離島医療に従事
2015年	静岡県立静岡がんセンター感染症内科

〈資格等〉
日本内科学会 認定内科医
日本プライマリ・ケア連合学会 認定医・指導医
日本病院総合診療医学会 認定総合診療医
日本化学療法学会 抗菌化学療法認定医
ICD制度協議会 インフェクションコントロールドクター
など

〈モットー〉
All physicians should be general.

倉井華子 (くらいはなこ)

静岡県立静岡がんセンター感染症内科 部長

2002年	富山大学医学部卒業
2002年	東京都立駒込病院 レジデント
2005年	横浜市立市民病院感染症内科
2010年	静岡県立静岡がんセンター感染症内科 副医長
2013年	同 部長

〈資格等〉
日本内科学会 認定内科医, 総合内科専門医
日本感染症学会 感染症専門医
ICD制度協議会 インフェクションコントロールドクター
日本化学療法学会 抗菌化学療法指導医
など

がん診療に携わる人のための
静がん感染症治療戦略

定価（本体5,200円＋税）

2016年 8月31日　第1版
2016年10月31日　第1版2刷

編著者　伊東直哉，倉井華子
発行者　梅澤俊彦
発行所　日本医事新報社　www.jmedj.co.jp
　　　　〒101-8718 東京都千代田区神田駿河台2-9
　　　　電話　03-3292-1555（販売）・1557（編集）
　　　　振替口座　00100-3-25171

印　刷　日経印刷株式会社

カバーデザイン　大矢高子
カバーイラスト　カスヤナガト
デザイン　　　　吉田ひろ美

©伊東直哉，倉井華子 2016 Printed in Japan
ISBN978-4-7849-5634-0 C3047 ¥5200E

・本書の複製権・翻訳権・上映権・譲渡権・公衆送信権（送信可能化権を含む）は（株）日本医事新報社が保有します。
・JCOPY ＜(社)出版者著作権管理機構 委託出版物＞
本書の無断複写は著作権法上での例外を除き禁じられています。複写される場合は，そのつど事前に，(社)出版者著作権管理機構（電話 03-3513-6969，FAX 03-3513-6979，e-mail:info@jcopy.or.jp）の許諾を得てください。